PFLEGEWISSEN
Körperpflege

PflegeWissen

Körperpflege

1. Auflage

Mit Textbeiträgen von Gabriele Bartoszek, Essen; Birgit Dammshäuser, Haina; Marlies Ehmann, Biberach; Peter Nydahl, Kiel; Prof. Dr. rer. med. Eva-Maria Panfil, Heitersheim und Ingrid Völkel, Ulm

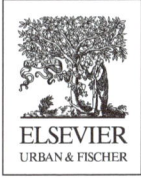

URBAN & FISCHER München

Zuschriften an:
Elsevier GmbH, Urban & Fischer Verlag, Hackerbrücke 6, 80335 München
E-Mail: pflege@elsevier.de

Wichtiger Hinweis für den Benutzer
Die Erkenntnisse in der Pflege und Medizin unterliegen laufendem Wandel durch Forschung und klinische Erfahrungen. Herausgeber und Autoren dieses Werkes haben große Sorgfalt darauf verwendet, dass die in diesem Werk gemachten therapeutischen Angaben (insbesondere hinsichtlich Indikation, Dosierung und unerwünschter Wirkungen) dem derzeitigen Wissensstand entsprechen. Das entbindet den Nutzer dieses Werkes aber nicht von der Verpflichtung, anhand weiterer schriftlicher Informationsquellen zu überprüfen, ob die dort gemachten Angaben von denen in diesem Werk abweichen, und seine Verordnung in eigener Verantwortung zu treffen.
Für die Vollständigkeit und Auswahl der aufgeführten Medikamente übernimmt der Verlag keine Gewähr.
Geschützte Warennamen (Warenzeichen) werden in der Regel besonders kenntlich gemacht ([®]). Aus dem Fehlen eines solchen Hinweises kann jedoch nicht automatisch geschlossen werden, dass es sich um einen freien Warennamen handelt.

Bibliografische Information der Deutschen Nationalbibliothek
Die Deutsche Nationalbibliothek verzeichnet diese Publikation in der Deutschen Nationalbibliografie; detaillierte bibliografische Daten sind im Internet über http://www.d-nb.de/ abrufbar.

Alle Rechte vorbehalten
1. Auflage 2014
© Elsevier GmbH, München
Der Urban & Fischer Verlag ist ein Imprint der Elsevier GmbH.

14 15 16 17 18   5 4 3 2 1

Für Copyright in Bezug auf das verwendete Bildmaterial siehe Abbildungsnachweis.

Das Werk einschließlich aller seiner Teile ist urheberrechtlich geschützt. Jede Verwertung außerhalb der engen Grenzen des Urheberrechtsgesetzes ist ohne Zustimmung des Verlages unzulässig und strafbar. Das gilt insbesondere für Vervielfältigungen, Übersetzungen, Mikroverfilmungen und die Einspeicherung und Verarbeitung in elektronischen Systemen.

Um den Textfluss nicht zu stören, wurde bei Patienten und Berufsbezeichnungen in der Regel die grammatikalisch maskuline Form gewählt. Selbstverständlich sind in diesen Fällen immer Frauen und Männer gemeint.

Planung: Martina Lauster, München
Projektmanagement: Anke Drescher, München
Redaktion und Lektorat: Dr. Stephan Voß, Senden (Westf.)
Herstellung: Erika Baier, Renate Hausdorf
Satz: abavo GmbH, Buchloe/Deutschland; TnQ, Chennai/Indien
Druck und Bindung: Drukarnia Dimograf, Bielsko-Biała/Polen
Umschlaggestaltung: SpieszDesign, Neu-Ulm
Titelfotografie: © anson tsui – Fotolia.com

ISBN Print   978-3-437-25133-7
ISBN E-Book 978-3-437-16815-4

Aktuelle Informationen finden Sie im Internet unter **www.elsevier.de** und **www.elsevier.com**

Vorwort

Die Reihe **Pflegewissen** des *Elsevier Verlags* bringt pflegerisches Knowhow auf den Punkt – kompakt, übersichtlich und verständlich. Jeder Band konzentriert sich auf ein Thema und stellt es entsprechend dem Stand der Wissenschaft dar. Die Leser finden auf jeder Seite Fakten, die das Verständnis vertiefen und als Handlungsanleitung für die praktische Arbeit dienen. Das ist Wissen in handlichem Format.

Pflegewissen wendet sich an professionelle Pflegekräfte in Krankenhäusern, stationären Einrichtungen und in der häuslichen Pflege. Es ist aber auch für Pflegende ohne Ausbildung gedacht, die lediglich Informationen zu einer speziellen Frage benötigen.

Sie alle profitieren von der Struktur der Bücher, die es leicht macht, sich zu orientieren.

Verschiedene Teile des Textes sind durch Kästen herausgehoben, in denen wichtige Informationen zu finden sind:
Definition erläutert komplexe Begriffe und Zusammenhänge.
Achtung nennt mögliche Gefahren.
Merke weist auf besonders wichtige Aspekte hin.
Lese- und Surftipp schlägt verlässliche, weiterführende Literatur vor.
In den Kapiteln finden sich am Ende vieler Absätze Zahlen in eckigen Klammern. Sie verweisen auf den Literaturanhang am Ende des letzten Kapitels.

Pflegewissen Körperpflege behandelt alle Aspekte der Körperpflege von Grund auf.

Den größten Teil dieses Bandes der Reihe **Pflegewissen** nehmen naturgemäß die Methoden der Körperpflege, also das Handwerkszeug, ein: Die Ganzkörperwaschung, die Unterstützung bei der Körperpflege im Bett und am Waschbecken, das Duschen – auch im Bett – sowie das Baden. Rasur und Bartpflege, Augen-, Ohren-, Nasen-, Haarpflege – ebenfalls im Bett – sowie die Nagel- und Mundpflege. Schon in dieser kurzen Liste zeigen sich sowohl die Vielfältigkeit der Körperpflege als auch der Anlässe, die den Kontakt zum zu Pflegenden ermöglichen. Letzteres ist auch und gerade ein Thema in der Basalen Stimulation und der Körperpflege nach Bobath, deren Vorteile in eigenen Kapiteln dargestellt werden.

Abgerundet wird dieser Band der Reihe durch Informationen über die Physiologie der Haut (den „Spiegel der Seele"), die Grundlagen der Hygiene und der Prophylaxen, die Körperpflege in besonderen Situationen (z. B. bei Zwangsstörungen oder Wahn, im Wachkoma, bei Beatmung oder Hautkrankheiten) sowie einen Abschnitt zum An- und Auskleiden.

Bei alledem spielen sowohl das Wissen um kulturelle Besonderheiten als auch der Umgang mit Scham eine große Rolle. Denn kaum jemand dringt so weit in die Intimsphäre eines betreuten Menschen ein, wie die Pflegenden bei der Körperpflege. Grenzüberschreitungen sind unvermeidlich und ein einfühlsamer sowie sensibler Umgang damit unverzichtbar.

Ziel beim Erstellen dieses Bandes war es, dass sich der Leser am Ende der Lektüre im Klaren darüber ist, dass die Körperpflege mehr ist als nur Hautreinigung: nämlich eine ganzheitliche Möglichkeit, mit dem betreuten Menschen in Kontakt zu treten und seine Lebensqualität nachhaltig zu steigern.

Hinweis:
Der Begriff „Basale Stimulation®" ist durch Herrn Prof. Fröhlich rechtlich als eingetragenes Warenzeichen geschützt worden. Für den weiteren Text haben wir aus Gründen der besseren Lesbarkeit dieses Warenzeichen weggelassen, weisen aber darauf hin, dass der rechtliche Schutz weiterhin besteht.

Senden (Westf.), August 2013
Dr. Stephan Voß

Abbildungsnachweis

Der Verweis auf die jeweilige Abbildungsquelle befindet sich bei allen Abbildungen im Werk am Ende des Legendentextes in eckigen Klammern. Alle nicht besonders gekennzeichneten Grafiken und Abbildungen © Elsevier GmbH, München.

A400	Reihe Pflege konkret, Elsevier GmbH, Urban & Fischer Verlag, München
K115	A. Walle, Hamburg
K183	E. Weimer, Würselen
L138	M. Kosthorst, Borken
L157	S. Adler, Lübeck
L190	G. Raichle, Ulm
L231	S. Dangl, München
M205	P. Nydahl, Kiel
M292	B. Dammshäuser, Haina-Hüttenrode
O408	M. Gärtner, Gauting
V121	Fa. Meyra, Wilhelm Meyer GmbH & Co. KG, Kalktal-Kalldorf

Inhaltsverzeichnis

1 Körperpflege – mehr als „nur waschen" 1
1.1 Umgang mit Scham 2
1.2 Menschen aus anderen Kulturen pflegen 4

2 Die Haut – „Spiegel der Seele" 7
2.1 Physiologische Grundlagen 7
2.2 Hautanhangsgebilde 13
2.3 Hautbeobachtung 20

3 Grundlagen der Hygiene 27
3.1 Infektionsentstehung und Infektionsgefahren 27
3.2 Händehygiene 28
3.3 Schutzkleidung 31
3.4 Handschuhe 32
3.5 Aufbereitung der Pflegeutensilien 33

4 Grundlagen der Haut- und Körperpflege 37
4.1 Grundprinzipien der Hautreinigung 41
4.2 Grundprinzipien der Körperpflege 42
4.3 Methoden der Körperpflege 45
4.4 Körper- und Mundpflege nach dem Affolter-Konzept 91
4.5 Wickel und Auflagen 94

5 Pflegestandards 99
5.1 Standard „Ganzwaschung eines bettlägerigen alten Menschen" 102
5.2 Standard „Teilwaschungen im Bett – Körperpflege am Waschbecken" 105
5.3 Standard „Reinigungsbad" 109
5.4 Standard „An- und Auskleiden" 112

6 Körperpflege in der Basalen Stimulation 117
6.1 Waschreihenfolge 120
6.2 Formen der Ganzkörperwaschung 121
6.3 Mundpflege 127

7 Körperpflege nach Bobath 129
7.1 Patienten mit aktiven Bewegungsmöglichkeiten 130
7.2 Patienten mit wenig Rumpfstabilität 131
7.3 Patienten mit wenig Rumpfstabilität und fehlender Kopfhaltung 132
7.4 Mundpflege 134

8 Prophylaxen im Rahmen der Körperpflege 137
- 8.1 Dekubitusprophylaxe 137
- 8.2 Intertrigoprophylaxe 152
- 8.3 Pneumonie- und Atelektasenprophylaxe 153
- 8.4 Kontrakturenprophylaxe 155

9 Körperpflege in besonderen Situationen 159
- 9.1 Psychische Krankheiten 159
- 9.2 Wachkoma 163
- 9.3 Beatmung 163
- 9.4 Hautkrankheiten 168

10 Kleiden 171
- 10.1 Hilfe beim An- und Ausziehen 172
- 10.2 Unterstützung eines immobilen Patienten beim An- und Ausziehen 175
- 10.3 Technische Hilfsmittel 176

Index 179

1 Körperpflege – mehr als „nur waschen"

Die tägliche **Körperpflege** gehört zu den Grundbedürfnissen des Menschen. Jeder Mensch entwickelt bei seiner Sorge um das äußere Erscheinungsbild im Laufe seines Lebens vielfältige Gewohnheiten, Vorlieben und Rituale. Der gesunde Mensch kann sich überlegen, wie, wann, womit und wo er die Körperpflege durchführt, z. B. ob er badet, duscht oder sich am Waschbecken wäscht. Oder ob er zur Fußpflege, zum Friseur oder einer Kosmetikerin geht.

Doch viele Erkrankungen und Behinderungen können die Selbstpflegefähigkeiten im Bereich der Körperpflege einschränken, z. B. Erkrankungen mit:

- **Verlust der Steh- und Gehfähigkeit.** Die Körperpflege kann dann nicht mehr selbstständig, sondern nur mit Unterstützung durchgeführt werden
- **Störungen der Beweglichkeit und Feinmotorik.** Bewegungen, die ein Gesunder ohne Nachdenken automatisch erledigt, werden zum Problem, z. B. Zehennägel schneiden
- **Ausgeprägten Sehstörungen.** Verhindern eine Überprüfung des eigenen Erscheinungsbildes
- **Harn- und Stuhlinkontinenz** erfordern oft eine mehrfache tägliche Reinigung der entsprechenden Körperregionen. Alte Menschen, die noch zu Hause leben, können damit überfordert sein. Außerdem sind sie es oft nicht gewohnt, sich häufiger als einmal täglich zu waschen
- Auch **seelische Krisen,** z. B. Verzweiflung, Trauer und psychiatrische Erkrankungen, wie Depression oder Demenz, verursachen eine Gleichgültigkeit gegenüber dem eigenen Erscheinungsbild. Dann ist es besonders wichtig, darauf zu achten, dass sich der Pflegebedürftige pflegt. Denn so, wie sich die innere Befindlichkeit im äußeren Erscheinungsbild spiegelt, so wirkt sich auch ein angenehmes Äußeres positiv auf das innere Wohlbefinden aus.

Die Sorge um ein gepflegtes Erscheinungsbild ist für jeden Menschen ein individuelles und sehr intimes Geschehen, das sowohl hilft, Krankheiten zu vermeiden, als auch erheblich zum Wohlbefinden beizutragen. Für das Verhalten der Pflegenden gilt:

- Pflegemethoden nicht schematisch anwenden, sondern den individuellen Bedürfnissen und Gewohnheiten entsprechend auswählen. Dazu sind Informationen über den Pflegebedürftigen (Pflegediagnostik) und eine individuelle Pflegeplanung unter Einbeziehung aller Ressourcen unabdingbar

- Körperpflege den aktuellen Bedürfnissen anpassen und in den gewohnten Tagesablauf des Pflegebedürftigen integrieren
- Schamgefühle und die Menschenwürde des Pflegebedürftigen insbesondere dann respektieren, wenn die Körperpflege vollständig von Pflegenden übernommen wird.

1.1 Umgang mit Scham

Definition

Unter **Scham** versteht man ein auf Schutz und Distanz bedachtes Sozialverhalten, das die Würde des Menschen und die Unantastbarkeit seiner Intimsphäre sichern soll. Durch die Scham werden Tabugrenzen gesetzt, sie schützt den Menschen vor peinlichen Erfahrungen. Pflegende achten die Intimsphäre des Pflegebedürftigen und dessen Grenzen.

Von der Scham abzugrenzen ist das **Schamgefühl**. Es ist bei jedem Menschen anders ausgeprägt. So schämt sich der eine schon, wenn er nur im Badeanzug am Strand umhergeht, andere stört es nicht, sich an einem FKK-Strand zu bewegen.

Unter **Intimsphäre** versteht man den persönlichen und vertraulichen Lebensbereich, in den oft nicht einmal die engsten Vertrauten (Eltern, Ehepartner etc.) eindringen dürfen. Dieser Bereich wird sorgsam abgeschirmt. Bei jeder Pflegetätigkeit – nicht nur bei der Körperpflege – sollte die Intimsphäre soweit wie möglich gewahrt werden. Allerdings ist insbesondere bei der Körperpflege ein Eindringen in die Intimsphäre des Pflegebedürftigen unumgänglich.

1.1.1 Schamgefühle der Pflegebedürftigen

Normalerweise ist die Körperpflege ein ganz intimer Vorgang, der nur allein oder höchstens in Gegenwart enger Angehöriger durchgeführt wird. Seinen Körper durch andere Menschen waschen und pflegen lassen zu müssen, bedeutet daher einen massiven Einbruch in die Intimsphäre des Pflegebedürftigen. Diese Verletzung kann von einem Menschen eher akzeptiert und verkraftet werden, wenn sein Schamgefühl mit **Einfühlungsvermögen** respektiert und seine Intimsphäre soweit wie irgend möglich gewahrt wird.

Für viele Patienten ist es unangenehm, wenn sie sich nicht allein waschen können, insbesondere im Intimbereich. In solchen Situationen fühlen sie sich oft hilflos und ausgeliefert. Dieser geistigen und emotionalen Dimension der Scham müssen sich Pflegende stets bewusst sein. Das Aufstellen eines Sichtschutzes (spanische Wand) und ein nur teilweises Aufdecken einzelner Körperpartien können helfen, die Intimsphäre zu wahren. Es reicht aber nicht aus, diesen Sichtschutz einfach nur aufzustellen und dem Menschen ansonsten schamlos gegenüberzutreten. Auch hinter einer spanischen Wand ist die durch einen Fremden durchgeführte Körperpflege ein starker Einbruch in die Intimsphäre!

Merke

Benötigen Patienten Hilfe bei der Körperpflege, so müssen sie sich dazu entkleiden und berühren lassen. Diese Situation empfinden sie oft als beschämend. Die Pflegenden gehen daher behutsam und diskret vor und respektieren wo immer möglich die Wünsche der Patienten. Bei vielen alten Menschen ist aufgrund ihrer Biografie und Erziehung das Schamgefühl stärker ausgeprägt als bei heute jungen Menschen.

Wenn möglich, werden Mitpatienten aus dem Zimmer gebeten. Alternativ stellen sich die Pflegenden so, dass sie mit ihrem Körper den Blick auf den Intimbereich des Patienten verdecken. Es ist auch möglich, die Angehörigen beim Waschen einzubeziehen.

Im Pflegeteam wird unter Berücksichtigung von Alter und Geschlecht entschieden, wer welchen Patienten bei der Körperpflege unterstützt, denn manche Patienten möchten z. B. keine Hilfe von andersgeschlechtlichen Pflegenden. Wenn möglich sollten weibliche Pflegende bei Frauen und männliche Pflegende bei Männern die Körperpflege durchführen.

Pflegende sollten sich stets darüber im Klaren sein, dass die eigenen Grenzen nicht mit denen der Patienten identisch sein müssen. Einfühlungsvermögen und Taktgefühl helfen, das richtige Maß beim jeweiligen Patienten zu finden. Bei der ersten Körperpflege sollte man sich gegenseitig schrittweise an die Grenzen des anderen herantasten (▶ Abb. 1.1).

Es gibt kein Rezept für einen taktvollen Umgang. Es ist jedoch wichtig, dass sich Pflegende immer wieder bewusst machen, was es für die Pflegebedürftigen bedeutet, wenn sie ihnen bei der Körperpflege so nah kommen, wie in den meisten Fällen niemand sonst im bisherigen Leben.

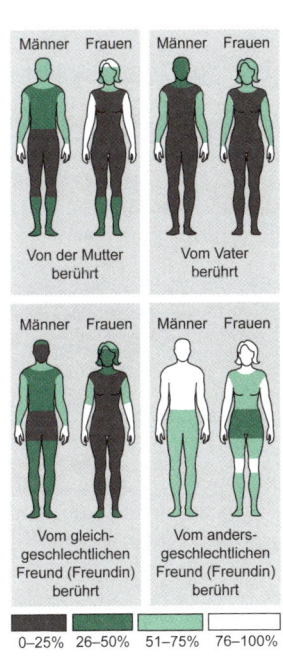

Abb. 1.1 Tabuzonen des Menschen. [L138]

Merke

Intimsphäre von Kindern. Bereits Kleinkinder können ein Schamgefühl haben. Dieses hängt vor allem vom Umgang mit Scham in der Familie ab. Ist es den Eltern nicht möglich, die Körperpflege ihres Kindes zu übernehmen, so befragen die Pflegenden die Eltern zum Schamgefühl des Kindes.

1.1.2 Schamgefühle der Pflegenden

Auch **Pflegende** müssen ihre eigenen Schamgefühle überwinden, wenn sie sich einem Menschen bei der Körperpflege stark nähern und in seine Intimsphäre eindringen. Nicht jeder Pflegenden ist es angenehm, die Intimpflege bei einem Mann vorzunehmen und doch ist es in vielen Situationen unumgänglich.

Beim Umgang mit Scham hilft es zu wissen, dass auftauchende Probleme absolut legitim und normal sind. Wie beim Patienten gilt auch hier: Tasten Sie sich langsam an die Situation heran und lassen Sie sich selber die Zeit, die sie brauchen. Sprechen Sie mit Kollegen über ihre Sorgen und Ängste.

1.2 Menschen aus anderen Kulturen pflegen

Definition

Es gibt keine eindeutige Definition von **Kultur**. Denn jede Definition entsteht durch die kulturelle Brille desjenigen, der sie formuliert. Einigkeit herrscht darüber, dass Kultur immer etwas mit Gruppen, also Ländern, Rassen, Organisationen zu tun hat. Auch die Überlieferung bestimmter, innerhalb dieser Gruppen bestehender Regeln beeinflusst die Kultur. Kultur drückt insofern eine bestimmte Grundhaltung gegenüber den Dingen aus. So auch gegenüber Scham und Intimsphäre. Was in westlichen Kulturen noch in Ordnung ist, kann in muslimisch geprägten Ländern ein Tabu sein – dies gilt z. B. in Bezug auf Nacktheit.

Jeder, der einmal in einem fremden Land in ein Krankenhaus eingewiesen wurde, weiß, wie schwierig es ist, mit dieser ungewohnten Situation zurechtzukommen. In der eigenen (westlichen) **Kultur** weiß man, was einem im Krankenhaus erwartet wird – doch wie ist es in anderen Kulturen? Wenn Menschen aus anderen Kulturen aufgenommen werden, führt dies daher oft zu Missverständnissen und Kommunikationsproblemen. Insbesondere bei der Körperpflege sind Grenzüberschreitungen unvermeidbar. Doch auch hier gibt es kein Patentrezept, wie mit Menschen aus anderen Kulturen umgegangen werden sollte. Pflegende können nicht die kulturellen Gegebenheiten jedes Menschen durch ein Erlernen von Hintergrundwissen kennen. Aber sie können die Bereitschaft entwickeln, bei jedem Patienten individuell zu klären, welche Regeln und Grenzen für ihn gelten. Sie müssen ein offenes Verständnis von Kultur haben und sich nicht scheuen, neue Erfahrungen sammeln zu wollen.

Für **muslimische Patienten** gilt als Orientierungshilfe:
- Immer wenn dies organisatorisch machbar ist, sollten pflegerische Handlungen von gleichgeschlechtlichen Pflegenden durchgeführt werden
- Häufig besteht der Wunsch, dass Familienangehörige bei der Pflege anwesend sind. Pflegende respektieren dies und machen es, so oft es geht, möglich
- Pflegende gehen bei der Körperpflege behutsam vor und achten auf die von den Patienten gegebenen Signale. Grenzen werden akzeptiert.

Merke

So unterschiedlich wie die Kulturen dieser Welt, sind auch die Bedürfnisse der Menschen. Für diese **Unterschiede** müssen Pflegende „Antennen" entwickeln, sie müssen sensibel sein für die Bedürfnisse jedes einzelnen Menschen, egal, welcher Kultur er angehört. „Kultursensibel" zu pflegen bedeutet, dass die Pflegenden versuchen, sich bestmöglich auf die anderen und – zunächst fremden – Bedürfnisse der Pflegebedürftigen aus anderen Kulturkreisen einlassen zu können.

An dieser Stelle kann nicht in aller Ausführlichkeit auf die Besonderheiten der kultursensitiven Pflege eingegangen werden, es lohnt sich aber, sich tiefer mit dem Thema auseinanderzusetzen.

LESE- UND SURFTIPP

von Bose, Alexandra u. Jeannette Terpstra: Muslimische Patienten pflegen. Praxisbuch für Betreuung und Kommunikation. 1. Auflage, Springer Medizin, Berlin – Heidelberg 2012.

Die folgenden Bücher sind leider vergriffen, aber in gut sortierten Bibliotheken nach wie vor ausleihbar:
- Alban, S. u. Leininger, M. M. u. Reynolds, C. L.: Multikulturelle Pflege. 1. Auflage, Urban & Fischer, München 2000.
- Visser, Marijke u. de Jong, Anneke u. Emmerich, Dirk: Kultursensitiv pflegen. Wege zu einer interkulturellen Pflegepraxis. 1. Auflage, Urban & Fischer, München 2002.

2 Die Haut – „Spiegel der Seele"

Die **Haut** ist das größte menschliche Organ und sagt viel über das körperliche und seelische Befinden eines Menschen aus. Die Haut ist eine Art „Spiegel der Seele" und in diesem Sinne auch Kommunikationsorgan – man denke nur daran, wie wir vor Neid erblassen oder vor Scham erröten! Der Volksmund weiß dies längst und hat dem Phänomen, dass Haut und Haare oftmals die psychische Befindlichkeit des gesamten Menschen widerspiegeln, Ausdruck gegeben: Ob etwas „zum aus der Haut fahren" oder „zum Haare ausreißen" ist – umgangssprachliche Beschreibungen treffen die seelischen Probleme oft ziemlich genau. Andere Sprichwörter verdeutlichen die Abgrenzungsfunktion noch bildhafter: Wer „ein dickes Fell hat", ist gegen feindliche Angriffe besser gewappnet. Und nur emotionale Einflüsse, die „unter die Haut gehen", vermögen die natürliche Barriere zur inneren Gefühlswelt zu durchbrechen.

Auch krankhafte Veränderungen lassen sich oft am Zustand der Haut erkennen, z. B. sind rote Wangen und eine warme Haut häufig erste Kennzeichen für eine erhöhte Körpertemperatur.

Merke

Bei **Hautkrankheiten** zeigt sich besonders deutlich, welch große Rolle die Psyche für einzelne Beschwerdebilder und Krankheitsverläufe spielt. Bei *Neurodermitis* oder Schuppenflechte *(Psoriasis)* etwa verstärken psychische Belastungen oft die Hauterscheinungen; die Nesselsucht *(Urtikaria)* kann sogar ursächlich psychosomatisch bedingt sein. In solchen Fällen können Entspannungstechniken und psychotherapeutische Verfahren die Beschwerden häufig lindern.

Die Beobachtung der Haut ist eine wichtige pflegerische Aufgabe, um einen Eindruck vom Zustand des Patienten zu bekommen und schließt auch die Beobachtung von Schleimhaut und Hautanhangsgebilden ein. Pflegende beurteilen den Zustand von Haut, Mundschleimhaut und Zähnen, Haaren und Nägeln üblicherweise im Zusammenhang mit der Körperpflege (▶ Kap. 4).

2.1 Physiologische Grundlagen

Mit einer Fläche von 1,5–2 m² und einem Gewicht von 3,5–10 kg ist die **Haut** das größte Organ des menschlichen Körpers. Im Bereich der Körperöffnungen geht sie in die Schleimhaut der inneren Oberflächen über.

2.1.1 Funktionen der Haut

Die Haut hat folgende Funktionen:
- **Trennwand und Schutzschild.** Die Haut trennt die „Innenwelt" von der „Außenwelt" und schützt den Körper so vor schädlichen Umwelteinflüssen wie Wärme, Kälte, Fremdstoffen, Krankheitserregern und mechanischen Einflüssen; sie schützt den Körper auch vor Wasserverlusten (▶ 2.3.3)
- **Formgebung.** Die Haut gibt dem Menschen sein typisches Aussehen
- **Sinnesorgan.** Die Sinneszellen der Haut können Berührung, Druck, Wärme und Kälte sowie Schmerz wahrnehmen
- **Thermostat.** Durch Schwitzen und die Möglichkeit zur Gefäßeng- oder -weitstellung trägt die Haut zur Regulation der Körpertemperatur bei (▶ 2.3.4)
- **Aufnahme- und Ausscheidungsorgan.** Die Haut kann Stoffe von außen aufnehmen, z.B. Wirkstoffe in Salben oder Pflastern, sie bildet Schweiß und Talg und scheidet Stoffwechselendprodukte aus
- **Kommunikation.** Die Haut ist Grenz- und Kontaktorgan des Menschen. Reaktionen wie Freude, Erregung oder Angst werden über die Haut sichtbar
- **„Spiegel der Seele".** Seelische Not kann sich über Hautveränderungen ausdrücken.

2.1.2 Aufbau der Haut

Grob unterteilt besteht die Haut aus drei Schichten (▶ Abb. 2.1):
- der **Oberhaut** *(Epidermis)* als äußerster Schicht,
- der **Lederhaut** *(Dermis)* und
- der darunter liegenden **Unterhaut** *(Subkutis).*

Ober- und Lederhaut werden oft zur **Kutis** zusammengefasst.
Ferner unterscheidet man zwei Hauttypen: die **Leisten-** und die **Felderhaut.** Letztere hat ihren Namen durch gruppenförmig stehende Bindegewebspapillen der Lederhaut, welche die Hautoberfläche in Felder aufgeteilt erscheinen lassen. Die Felderhaut enthält Haare, Schweiß- und Talgdrüsen.

Die Leistenhaut wird dagegen durch kammartig stehende Bindegewebspapillen in Hautleisten aufgeteilt. Sie enthält Schweißdrüsen, aber keine Haare und Talgdrüsen. Man findet sie nur an Handflächen und Fußsohlen.

Die Anordnung der Hautfelderungen oder Hautleistenmuster an einigen Körperstellen, z.B. an der Fingerbeere, ist individuell verschieden und z.B. die Basis für den jeden Menschen identifizierenden Fingerabdruck.

Bei Männern ist die Lederhaut dicker, die Haut besitzt mehr Talgdrüsen und die Poren sind größer. Im Gegensatz dazu ist bei Frauen das Unterhautfettgewebe stärker ausgeprägt. Auch beherbergt die Frauenhaut mehr feine Blutgefäße, weshalb Frauen leichter erröten als Männer.

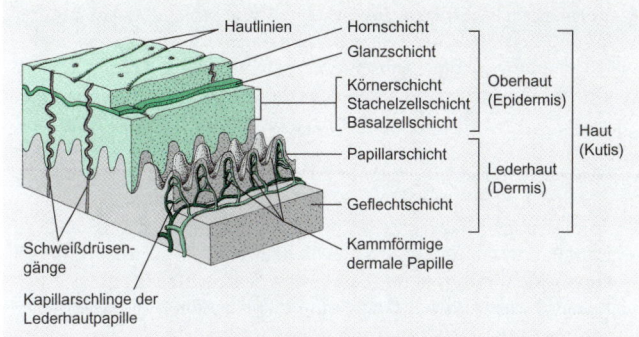

Abb. 2.1 Übersicht über den Aufbau der unbehaarten Haut *(Leistenhaut)*. Die Hautoberfläche ist durch feine Rillen *(Hautlinien)* in Hautleisten aufgeteilt, an deren Kämmen die Ausführungsgänge der Schweißdrüsen enden. [L190]

2.1.3 Oberhaut

Die **Oberhaut** *(Epidermis)* ist die äußerste Schicht der Haut. Sie ist gefäßlos und je nach Körperregion meist zwischen 30 μm (= 0,03 mm) und 0,4 mm dick. Bei Schwielen an mechanisch besonders beanspruchten Hautpartien kann sie sogar 2 mm dick sein!

Die Oberhaut besteht aus einem mehrschichtigen verhornten Plattenepithel, das hauptsächlich aus kernhaltigen **Keratinozyten** aufgebaut ist, die sich in *Hornzellen* (**Korneozyten**) umwandeln. Diese Zellen produzieren den Hornstoff **Keratin,** der zum einen eine Wasser abweisende und mechanisch schützende Schicht bildet und zum anderen der Haut Festigkeit verleiht.

Schichten der Oberhaut

Man unterscheidet vom Körperinneren zur Oberfläche hin folgende Schichten:

- **Basalzellschicht** *(Stratum basale)*: So wird eine einfache Zellschicht aus sich ständig teilenden, länglichen Zellen genannt. Die durch fortlaufende Vermehrung neu gebildeten Zellen schieben sich Richtung Oberfläche und werden dabei allmählich zu Zellen der Stachelzellschicht. Sie verlieren zunächst ihren Kern und werden dann abgeschilfert und von den nachdrängenden jüngeren Zellen ersetzt – ein Kreislauf ohne Ende. Die Basalzellschicht der haarlosen Haut enthält berührungsempfindliche Nervenendigungen, die *Merkel-Tastscheiben*
- **Stachelzellschicht** *(Stratum spinosum)*: Sie besteht aus mehreren Reihen von z. T. melaninhaltigen Zellen mit stacheligen Ausläufern *(spinosus* = stachelig), über welche die Zellen miteinander verbunden sind. Die Zellen bilden über diese Brücken ein Gerüst, das die Oberhaut stabil hält

- **Körnerschicht** (*Stratum granulosum*): Diese Schicht besteht aus drei bis fünf Reihen flacher Zellen, die *Keratohyalin* enthalten, eine zur Hornbildung wichtige Substanz. Ferner scheidet die Körnerschicht Öl-ähnliche Substanzen aus, welche die Oberhaut geschmeidig machen. In dieser Hautschicht verlieren die lebenden Keratinozyten ihren Kern
- **Glanzschicht** (*Stratum lucidum*): Diese Schicht findet sich nur an Handtellern und Fußsohlen. Sie besteht aus mehreren Reihen von durchsichtigen, flachen Zellen (*lucidus* = leuchtend), die ebenfalls die Haut vor mechanischer Belastung schützen
- **Hornschicht** (*Stratum corneum*): Diese Schicht besteht aus 25–30 Reihen flacher und vollständig mit Keratin gefüllter, kernloser Zellen (*Korneozyten*). Zwischen den Korneozyten liegt ein Fettfilm, der ähnlich wie Mörtel zwischen Steinen für die Festigkeit dieser Hautschicht sorgt und außerdem vor Verdunstung schützt.

Melanozyten

In der Basal- und Stachelzellschicht findet man die **Melanozyten**, auch *Pigmentzellen* genannt. Sie produzieren **Melanin**, ein Pigment, das der Haut seine Farbe verleiht und die tieferen Hautschichten vor UV-Strahlen schützt.

Dendritische Zellen

Die Oberhaut und dabei insbesondere die Stachelzellschicht enthält außerdem **dendritische Zellen**, die hier auch als *Langerhans-Zellen* bezeichnet werden. Als antigenpräsentierende Zellen sorgen sie dafür, dass bei Eindringen von z. B. Infektionserregern rasch eine Immunantwort eingeleitet wird.

Verhornung der Oberhaut

Das **Horn** gibt der Haut seine Wasser abweisende Eigenschaft. Die Verhornung erfolgt dadurch, dass die in der Basalschicht neu gebildeten Zellen in Richtung Hautoberfläche geschoben werden. Während dieser Wanderung verschwinden Zytoplasma, Zellkern und Zellorganellen und werden durch den Hornstoff **Keratin** ersetzt. Zuletzt werden die verhornten Zellen an der Oberfläche abgerieben. Dieser Prozess der Erneuerung mit seiner Wanderung der Zellen von innen nach außen dauert insgesamt ungefähr zwei Wochen.

Hautfarbe

Die Hautfarbe wird bestimmt durch:
- Das **Melanin**, das von den Melanozyten gebildete Pigment der Oberhaut, und – damit zusammenhängend – das Ausmaß der Sonnenexposition
- Das **Karotin**, ein Pigment der Leder- und Unterhaut
- Die **Blutkapillaren** der Lederhaut – damit erlaubt die Hautfarbe Rückschlüsse auf Hautdurchblutung und Sauerstoffsättigung des

Blutes. Beispiele sind die Blaufärbung der Lippen bei Sauerstoffmangel *(Zyanose)* oder die rosigen Wangen bei guter Sauerstoffsättigung und Durchblutung
- Evtl. **Ablagerungen** in der Haut, z. B. **Hämosiderin** (neben *Ferritin* eine Speicherform des Eisens im Organismus) und andere körpereigene oder -fremde **Pigmente.**

Je nach Melaninanteil der Haut variiert die Hautfarbe zwischen weißlich, gelb und schwarz. Da die Melanozytenzahl bei allen menschlichen Rassen ungefähr gleich ist, ist die Hautfarbe auf die unterschiedliche Pigmentmenge, die diese Melanozyten produzieren, zurückzuführen.

Veränderungen der Hautfarbe können sowohl physiologische als auch pathologische Ursachen haben (▶ Tab. 2.1).

Tab. 2.1 Häufige Veränderungen der Hautfarbe und ihre Ursachen.

Farbveränderungen der Haut	Physiologische Ursachen	Pathologische Ursachen
Rötung (durch Gefäßweitstellung)	• Sport • Hitze • Anstrengung • Aufregung	• Fieber • Verbrennungen 1. Grades • Sonnenbrand • Entzündung • Hypertonie
Blässe (durch Gefäßengstellung, Mangeldurchblutung)	• Schreck • Angst • Veranlagung • Kälte	• Blutung • Hypotonie • Arterielle Durchblutungsstörungen, z. B. pAVK • Anämie
Ikterus (Gelbfärbung der Haut infolge von Ablagerungen des Gallenfarbstoffs Bilirubin; zuerst in den Skleren und der Lederhaut der Augen, später am ganzen Körper sichtbar)	• Bei Neugeborenen • Bei übermäßigem Karottengenuss	• Lebererkrankungen, z. B. Leberzirrhose, Hepatitis, Gallenstau • Hämolyse (Zerstörung der Erythrozyten)
Zyanose (bläuliche Verfärbung der Haut als Zeichen mangelnder Sauerstoffsättigung des Blutes, oft zuerst an Fingernägeln und Nasenspitze)	• Bei sehr kälteempfindlichen Menschen, z. B. nach längerem Baden in kaltem Wasser	• Herzinsuffizienz • (Angeborene) Herzfehler • Respiratorische Insuffizienz

2.1.4 Lederhaut

Die unter der Oberhaut liegende, bindegewebige **Lederhaut** (*Dermis,* früher *Korium*) ist im Bereich der Leistenhaut (Hand- und Fußsohlen) bis zu 2,4 mm dick, dagegen an Augenlidern, Penis und Hodensack nur 0,3 mm dünn. Sie verleiht der Haut Reißfestigkeit und Elastizität. Der Ausdruck Lederhaut rührt daher, dass aus der Lederhaut tierischer Häute durch Gerben Leder gewonnen wird.

Der obere Abschnitt der Lederhaut, die **Papillarschicht** (*Stratum papillare*), besteht aus lockerem Bindegewebe. Die Grenze zur Oberhaut ist durch kleine, zapfenartige Ausziehungen vergrößert, die *dermalen Papillen* (▶ Abb. 2.1). Sie verzahnen Leder- und Oberhaut und werfen die Oberhaut zu linienartigen Mustern auf, den **Hautlinien.** Neben Blutkapillaren zur Versorgung der Oberhaut enthalten einige dermale Papillen Berührungsrezeptoren, die *Meissner-Tastkörperchen,* vor allem im Bereich der Fingerbeeren.

Der untere Abschnitt der Lederhaut, die **Geflechtschicht** (*Stratum reticulare*), ist aus straffem Bindegewebe aufgebaut, das neben kollagenen und elastischen Fasern für die Stabilität und Elastizität der Haut auch Blutgefäße, Fettgewebe, Haarfollikel, Nerven, Talgdrüsen und Gänge von Schweißdrüsen enthält.

Merke

Schwangerschaftsstreifen (auch *Dehnungsstreifen* oder *Striae gravidarum* genannt) entstehen, wenn es bei intakter Oberhaut *(Epidermis)* zu Schäden und Spaltbildungen der elastischen und kollagenen Fasern in der Lederhaut *(Dermis)* kommt, sodass die darunter liegenden Blutgefäße bläulich-rot durchschimmern. Ursächlich sind die mechanische Dehnung durch Wachstum von Bauch, Po und Brüsten und die vermehrte Hormonproduktion der Nebennierenrinde. Es kann versucht werden, die Elastizität der Haut durch Einfetten zu verbessern.

2.1.5 Unterhaut

Die **Unterhaut** *(Subkutis)* besteht aus lockerem Bindegewebe. Sie ist die Verschiebeschicht der Haut zu den darunter liegenden Schichten wie *Muskelfaszien* (Muskelscheiden) oder *Periost* (Knochenhaut).

In der Unterhaut liegen die Schweißdrüsen, die unteren Abschnitte der Haarbälge sowie spezielle *Vibrations-Tastkörperchen,* die nach ihren Entdeckern *Vater-Pacini-Lamellenkörperchen* genannt werden. In der Unterhaut verlaufen außerdem größere Blutgefäße und Nerven.

In die Unterhaut sind je nach Körperstelle, Geschlecht und Körperbau mehr oder weniger viele Fettzellhaufen eingelagert, zwischen denen straffe Bindegewebszüge verlaufen. Dieses **subkutane Fettgewebe** dient als Stoßpuffer, Kälteschutz und Energiespeicher.

Die unterschiedliche Beschaffenheit der Unterhaut spielt z. B. bei der Ausprägung von Ödemen und *Hämatomen* (Blutergüssen) eine Rolle: Je lockerer und fettärmer die Unterhaut, desto leichter breitet sich die Flüssigkeit aus.

Merke

Die Unterhaut *(Subkutis)* eignet sich als Injektionsort für Medikamente, die wegen einer gewünschten lang anhaltenden Wirkung langsam resorbiert werden sollen, z. B. den Blutzuckersenker Insulin und den Gerinnungshemmer Heparin. Die bevorzugten Injektionsstellen für diese **subkutane Injektion** *(s. c.-Injektion)* (▶ Abb. 2.2) sind die Haut um den Nabel, der Oberschenkel sowie der Oberarme im dorsalen Bereich, da in diesen Bereichen die Subkutis besonders dick ist (▶ Abb. 2.1).
Intradermale *(intrakutane, i. c.-Injektionen,* ▶ Abb. 2.2) Injektionen werden z. B. bei Allergietests durchgeführt.

Die Haut ist zudem Durchtrittspforte für Injektionen in den Muskel (**intramuskuläre Injektionen,** kurz *i. m.-Injektionen*) und in die Venen (**intravenöse Injektionen,** *i. v.-Injektionen*). Intravenöse Injektion wirken dabei am schnellsten von allen.
Mundschleimhaut, ▶ 4.3.13

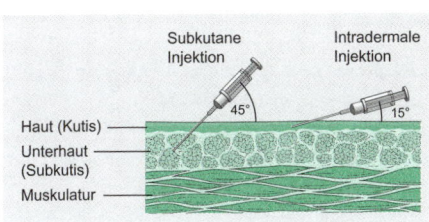

Abb. 2.2 Subkutane und intradermale Injektion. [L190]

2.2 Hautanhangsgebilde

Unsere Haut ist nicht nackt: Sie besitzt **Hautanhangsgebilde**, nämlich Haare, Hautdrüsen und Nägel. Sie durchstoßen die Oberhaut und münden auf die Hautoberfläche.

2.2.1 Haare

Haare *(Pili, Crines)* finden sich an fast allen Körperstellen der Felderhaut. Ihre wichtigste Aufgabe ist der Schutz des Körpers. Die **Kopfhaare** schützen den Schädel vor zu starker Sonneneinstrahlung (UV-Strahlen) oder Kälte. Die **Augenbrauen** und **Augenwimpern** bewahren das Auge vor Fremdkörpern. Haare in den Nasenlöchern verhindern, dass Insekten oder Schmutzpartikel eingeatmet werden.

2 Die Haut – „Spiegel der Seele"

Man unterscheidet üblicherweise die **Terminalhaare** *(Langhaare)*, die auf dem Kopf, als Augenbrauen und Wimpern, im Bart-, Brust- und Schambereich, im äußeren Gehörgang und am Naseneingang wachsen, von den **Wollhaaren** *(Vellushaaren)*, die kaum sichtbar den größten Teil der Haut bedecken (bei Frauen und Kindern mehr als bei Männern). Die Haare des Feten heißen *Lanugo-* oder **Flaumhaare**.

Darüber hinaus schmücken sie und sind markantes Signal im Kontakt mit anderen Menschen. Haarfarbe, -schmuck und -frisur spiegeln in besonderem Maße Einflüsse der Mode und damit der Zeit. Haare haben insofern eine große ästhetische und identitätsstiftende Bedeutung (z. B. „Punker"). „Schöne" Haare zu haben, bedeutet gesund, gepflegt und attraktiv zu sein. Gesundes Haar ist (je nach individuellen Anlagen mehr oder weniger) voll, elastisch und glänzend. Es werden verschiedene Haartypen unterschieden:

- **Fettiges Haar** entsteht durch eine starke Talgproduktion der Kopfhaut. Das Haar glänzt oft schon einige Stunden nach der Haarwäsche wieder fettig und hängt strähnig herab. Fettiges Haar kann Veranlagung sein, aber auch durch Stress, Ernährungs- und Haarpflegefehler begünstigt werden
- **Trockenes Haar** ist eine Folge verminderter Talgproduktion. Es ist spröde und bricht leicht. Trockenes Haar kann Veranlagung sein, aber auch Folge von Pflege- und Ernährungsfehlern bzw. Symptom einer ernsten Erkrankung.

Merke

Werden die Haare durch häufige Dauerwellen, Färben oder falsche Haarpflege stark strapaziert, leidet die Haarstruktur. Die Haare werden spröde und brüchig, häufig spalten sich die Haarspitzen. Auch einseitige Ernährung, die z. B. zu einem Eisenmangel führt, oder eine Unterfunktion der Schilddrüse *(Hypothyreose)*, schädigen die Haarstruktur. Durch gezielte Haarpflege können Pflegefehler relativ leicht beseitigt werden. Haarprobleme, die durch Ernährungsfehler oder durch eine Krankheit hervorgerufen werden, lassen sich nur durch eine ursächliche Therapie behandeln.

Anatomisch gesehen muss man sich ein Haar als einen Faden von zusammengeflochtenen, verhornten Zellen vorstellen. Es besteht jeweils aus einem **Haarschaft** und einer **Haarwurzel**. Die Wurzel reicht bis in die Lederhaut, manchmal auch bis in die Unterhaut. Jedes Haar ist mit einer **Talgdrüse** vergesellschaftet, deren Ausführungsgang am Haarschaft mündet. Die Haarwurzel wird vom **Haarfollikel** umschlossen. Er besteht aus der **inneren** und **äußeren epithelialen Wurzelscheide**. Umgeben werden die beiden von der **bindegewebigen Wurzelscheide** *(Haarbalg)*. Um die Haarfollikel herum enden Nervenfasern (▶ Abb. 2.3). Sie sind sehr empfindlich und registrieren auch feinste Haarbewegungen, wie z. B. durch einen leichten Luftzug.

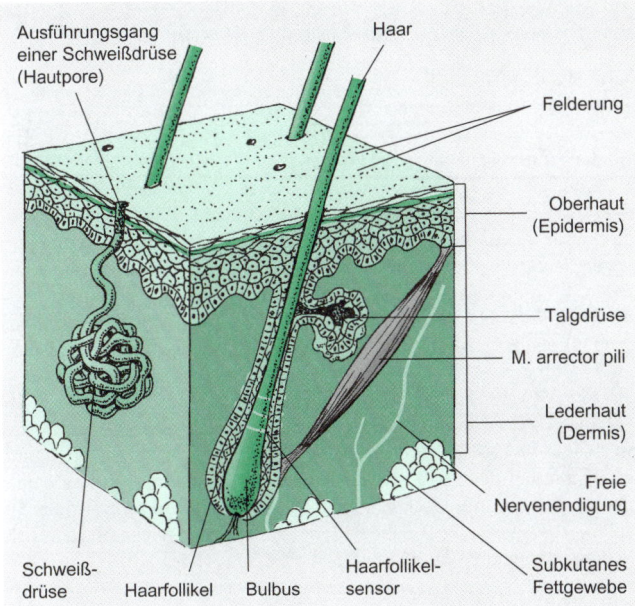

Abb. 2.3 **Felderhaut** mit Haaren, Talg- und Schweißdrüse. Schweiß- und Duftdrüsen münden auf den Feldern, Haare und Talgdrüsen in den Furchen. Die Haarwurzel entspringt einer bis in die Kutis-Subkutis-Grenze reichenden Ausstülpung der Oberhaut. Jedes Haar besitzt eine Talgdrüse, die ihr Sekret entlang des Haares an die Hautoberfläche abgibt. Sensible Nervenfasern umspinnen die Haare und registrieren Haarbewegungen, etwa durch Berührung. [L190]

Merke

Die Haut hat als größtes **Sinnesorgan** wesentlichen Einfluss auf das Wohlgefühl des Menschen. Bei der Körperpflege kann diese Wirkung positiv genutzt werden, indem die Wuchsrichtung der Haare beachtet wird: Waschen und Eincremen *gegen* die Haarwuchsrichtung wirken belebend, Waschen *mit* der Wuchsrichtung wirkt beruhigend.

Das in der Haut gelegene Ende eines jeden Haares verbreitert sich in eine zwiebelförmige Struktur, die **Haarzwiebel** *(Bulbus)*. In ihrem Kern befindet sich die **Haarpapille**, die mit vielen Blutgefäßen das wachsende Haar mit Nahrung versorgt. Die Haarzwiebel enthält außerdem die Zellschicht, von der aus neue Haarzellen gebildet werden, die *Matrix*. Entlang des Haarfollikels verläuft ein Bündel von glatten Muskelzellen, der **M. arrector pili** (▶ Abb. 2.3). Bei Kälte und Stress kontrahieren sich die Muskelfasern und stellen so die Körperhaare senkrecht: Es bildet sich die *Gänse-*

haut; ein Überbleibsel aus der Vorzeit, in der die Körperbehaarung des Menschen noch so stark war, dass sie isolierend wirken konnte.

Normaler Haarausfall

Ein gesunder Erwachsener verliert durchschnittlich 10–100 Haare pro Tag. Die normale Wachstumsgeschwindigkeit von ca. 0,4 mm pro Tag und die natürliche Neubildung können diesen Verlust aber normalerweise kompensieren. Beim Kopfhaar z. B. dauert der natürliche Regenerationszyklus 3–5 Jahre, bei den Wimpern 3–5 Monate.

Chronische Erkrankungen, z. B. eine Eisenmangelanämie, Hormonstörungen, Infektionskrankheiten, Medikamente (v. a. Zytostatika), Bestrahlungen, Erkrankungen der Kopfhaut und starker psychischer Stress können zu diffusem Haarausfall und im Extremfall zur Glatzenbildung *(Alopezie)* führen. Haarausfall wird von den meisten Menschen als sehr belastend empfunden.

Bei etwa 45 % der Männer nimmt die Haardichte durch eine genetisch bedingte erhöhte Empfindlichkeit der Haarwurzeln gegenüber Testosteron ab dem 40. Lebensjahr langsam, aber kontinuierlich ab. Meist beginnt der Haarausfall beidseitig im Schläfenbereich („Geheimratsecken") und schreitet fort, bis nur noch ein hufeisenförmiger Haarkranz vorhanden ist. Eine Therapie ist nicht unbedingt nötig. Bei Therapiewunsch zieht sich die Behandlung über Jahre hin und ist oft wenig erfolgreich.

Haarfarbe

Die **Haarfarbe** wird vom Melaningehalt in den verhornten Zellen bestimmt. Eine verminderte Melaninproduktion und gleichzeitige Lufteinschlüsse im Haarschaft sind für den grau-weißen Haarton des alten Menschen verantwortlich. Anlagebedingt kann die Ergrauung auch schon im frühen Erwachsenenalter einsetzen. Besonders frühzeitig sichtbar sind die „Silberfäden" bei vielen dunkelhaarigen Menschen.

2.2.2 Hautdrüsen

Man unterscheidet *Talg-, Schweiß-* und *Duftdrüsen* sowie im äußeren Gehörgang Drüsen, die *Ohrenschmalz* produzieren. Die größte Hautdrüse ist die *weibliche Brust*.

Talgdrüsen

Talgdrüsen sind im Allgemeinen an Haarfollikel gebunden. Der sekretproduzierende Anteil der Drüsen liegt in der Lederhaut und öffnet sich in den Haarfollikel. Lippen, Penis, Eichel, kleine Schamlippen, Augen und Augenlider enthalten Talgdrüsen, die jeweils unabhängig von Haaren an der Oberfläche münden. Hand- und Fußsohlen besitzen keine Talgdrüsen. Das Sekret, **Talg** *(Sebum)* genannt, ist eine Mischung aus Fetten, Cholesterin, Protein und Elektrolyten. Es bewahrt Haar und Haut vor Austrocknung und hält die Haut geschmeidig.

Ohrenschmalz

Spezialisierte Talgdrüsen im Gehörgang produzieren ein gelblich-bräunliches Sekret, das so genannte **Ohrenschmalz** *(Zerumen)*. Es transportiert Schmutzstoffe und kleine Fremdkörper in Richtung Ohrmuschel, kann aber als *Zeruminalpfropf* auch den Gehörgang verlegen und das Hören erschweren.

Schweißdrüsen

Schweißdrüsen verteilen sich über die ganze Körperoberfläche. Lediglich Lippenrand, Nagelbett, Eichel, Klitoris, kleine Schamlippen und Trommelfell sind ausgespart. Besonders dicht finden sich Schweißdrüsen an Hand- und Fußsohlen. Die Ausführungsgänge der Schweißdrüsen enden in einer **Hautpore**.

Der **Schweiß** ist eine Mischung aus Wasser, Salz, Harnstoff, Harnsäure, Aminosäuren, Ammoniak, Zucker, Milchsäure und Ascorbinsäure (Vitamin C). Tritt er aus den Poren an die Hautoberfläche, verdunstet er, was den Körper abkühlt. Zusätzlich wird durch das saure Sekret der Schweißdrüsen (pH 4,5) der *Säureschutzmantel* der Haut hergestellt.

--- **Merke** ---

Durch häufiges Waschen wird der **Säureschutzmantel** abgetragen, die Haut wird trocken, rissig und anfälliger für Entzündungen. Deshalb ist bei häufigem Waschen regelmäßiges Eincremen notwendig, um eine gewisse Rückfettung zu erreichen.

Duftdrüsen

Duftdrüsen befinden sich in den Achselhöhlen, der Schamregion und im Bereich der Brustwarzen. Sie produzieren ein duftendes Sekret. Die Sekretion ist durch psychische Faktoren beeinflussbar. Das Sekret der Duftdrüsen lässt zusammen mit dem typischen Schweißgeruch einen individuellen Körpergeruch entstehen.

Weibliche Brust

Die weibliche **Brustdrüse** bildet sich zu Beginn der Pubertät beim Mädchen aus der flachen Anlage des Drüsenkörpers innerhalb von 1–3 Jahren unter dem Einfluss von Östrogenen und Progesteron aus. Sie ist aus 15–20 Drüsenlappen *(Lobi)* aufgebaut, die durch lockeres Bindegewebe voneinander getrennt sind. Die Lappen der Brustdrüse setzen sich wiederum aus kleineren Läppchen *(Lobuli)* und diese aus den Milchsäckchen *(Alveolen)* zusammen, die von einem Zylinderepithel ausgekleidet werden. Jeder Lappen mündet mit einem Michausführungsgang *(Ductus lactiferus)* auf der Brustwarze *(Mamille)*. Entwickelt eine Frau ein **Mammakarzinom** (Brustkrebs), geht dies in etwa 80 % der Fälle von den Ductus lactiferi aus und in 10–15 % der Fälle von den Lobuli.

2.2.3 Nägel

Nägel sind Platten von dicht gepackten, harten, verhornten Zellen der Oberhaut. Sie erleichtern das Greifen, den Umgang mit kleinen Gegenständen und verhindern Verletzungen an den Finger- und Zehenenden. Sie schützen das unter dem Nagel befindliche Gewebe, das für den Tastsinn sehr sensibel und somit besonders schmerzempfindlich ist.

Der überwiegende Teil des sichtbaren Nagels, die **Nagelplatte,** erscheint wegen des darunter liegenden, gut durchbluteten Nagelbetts rosafarben. Die Kapillaren verlaufen hier, anders als in der Haut, parallel zur Oberfläche, d. h. zum **Nagelbett.** Auf diesem schiebt sich der Nagel nach vorne. Der weißliche, halbmondförmige Abschnitt am proximalen Nagelende heißt *Lunula*. Die Lunula erscheint weißlich, weil das darunter liegende Nagelbett wegen der dazwischen liegenden, dichten Basalzellschicht (auch **Nagelmatrix** genannt) nicht mehr durchscheinen kann. Das **Nagelhäutchen** *(Cuticula)* hat keine direkte Funktion, es entspricht dem Aufbau der Hornschicht der Epidermis (▶ Abb. 2.4)

Der Nagel wächst, indem sich die Oberflächenzellen der Nagelmatrix in verhornte, tote Nagelzellen umwandeln. Durchschnittlich beträgt der Längenzuwachs eines Fingernagels 0,5–1 mm pro Woche.

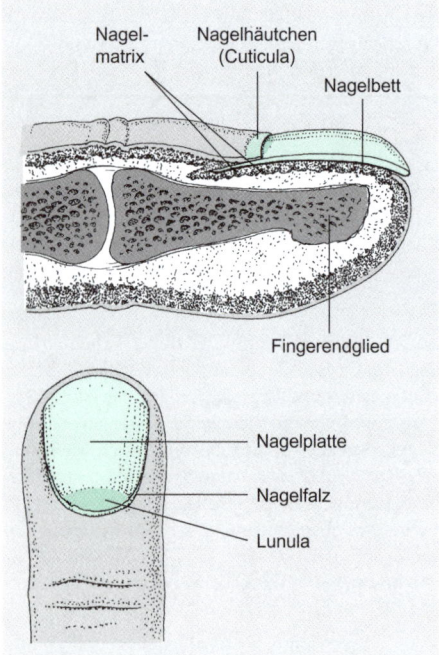

Abb. 2.4 Längsschnitt durch die Fingerspitze und den Nagel (oben) und Aufsicht (unten). [L190]

Merke

Da die Nägel transparent sind, ist die Farbe des durchscheinenden Nagelbetts ein guter Parameter für die Durchblutung der Hände und für die **Sauerstoffversorgung** des Organismus. *Rosige Fingernägel* bestätigen eine genügende Sauerstoffsättigung des Blutes, *blaue oder blasse* deuten auf Sauerstoffmangel oder Durchblutungsstörungen hin, z. B. durch eine zu kalte Extremität oder Kreislaufzentralisation im Schock.

Im Normalfall ist der Nagel elastisch, quer gewölbt und durchsichtig. Veränderungen können in Form, Farbe und Struktur auftreten (▶ Tab. 2.2).

Tab. 2.2 Übersicht über Nagelveränderungen und ihre Ursachen.

Veränderung in der Form	Ursachen
Löffelnägel: Nagel ist an der freien Endigung nach oben gewölbt	Eisenmangel
Uhrglasnägel: Nagel in Längsrichtung übermäßig nach vorne gebogen	• Lungenfunktionsstörungen • Im Zusammenhang mit Löffelnägeln bei Herzfehlern
Verdickung	Pilzerkrankungen
Querrillen	• Infektionserkrankungen • Toxische Einwirkungen, z. B. Zytostatikatherapie
Abgekaute Nägel	Nervosität, Angst
Veränderung in der Farbe	**Ursachen**
Blasses bzw. bläuliches Gewebe	Mangelnde Durchblutung und Sauerstoffmangel, z. B. bei Anämie und Zyanose
Gelblich	• Pilzerkrankungen • Erkrankungen der Leber mit Ikterus
Blauschwarze Flecken unter dem Nagel	• Hämatom, z. B. durch Verletzungen • Melanom
Bräunlich	Bei Rauchern
Veränderungen der Struktur	**Ursachen**
Spröde und brüchig	• Eisen- oder Kalziummangel • Vitaminmangel • Pilzerkrankungen • Schilddrüsenfunktionsstörungen
Eingewachsene Nägel	Belastung der Zehennägel durch zu enge Schuhe

Tab. 2.2 Übersicht über Nagelveränderungen und ihre Ursachen. (Forts.)	
Veränderung in der Struktur	**Ursachen**
Seitlicher Nagelrand drückt auf den Nagelfalz	Bei falsch geschnittenen Nägeln
Panaritium (Nagelgeschwür, eitrige Entzündung im Nagelfalz unter dem Nagel)	Kleine Verletzungen, z. B. bei der Maniküre

2.3 Hautbeobachtung

Aus der **Beobachtung der Haut, der Haare und der Nägel** lassen sich gezielte Maßnahmen zur Erhaltung oder Wiederherstellung ihrer Funktion ableiten. Sind die Pflegenden über den Hautzustand informiert, können sie:
- Das für die Haut des Patienten am besten geeignete Reinigungs- und Pflegemittel auswählen
- Risiken abschätzen, z. B. das Dekubitus- (▶ 8.1) bzw. Intertrigorisiko (▶ 8.2), und vorbeugende Maßnahmen ergreifen
- Hautveränderungen rechtzeitig erkennen
- Den Patienten zur Hautpflege (▶ 4.1) beraten.

Die gesunde Haut ist elastisch, glatt, intakt, warm, rosig und trocken. Bei der **Hautbeobachtung** lassen sich unterscheiden:
- Hautalter und Hauttyp
- Hautfarbe
- Hautspannung *(Hautturgor)*
- Hauttemperatur
- Hautoberfläche.

Bei der Beobachtung der Haut benutzen Pflegende in erster Linie ihren Seh- und Tastsinn. Mit diesen Sinnen nehmen sie optische Veränderungen, z. B. eine gerötete Hautstelle, und fühlbare Veränderungen, z. B. trockene Haut, wahr. Um diese Eindrücke objektiv zu erfassen, gibt es nur wenige Hilfsmittel, z. B. kann das Ausmaß einer Wunde mit dem Lineal gemessen werden. Aus diesem Grund ist es wichtig, dass Pflegende die Haut eines Menschen exakt beobachten und auch den Patienten bzw. seine Angehörigen dazu anleiten. Meistens wird die Hautbeobachtung bei der Aufnahme und im weiteren Verlauf in Verbindung mit der Körperpflege sowie anderen Pflegemaßnahmen, die die Haut betreffen, durchgeführt.

Die **Dokumentation** der beobachteten Hautsituation erfordert bei Abweichungen vom Normalzustand eine genaue Beschreibung der Veränderung und ihrer Lokalisation. Beispiel: „Runde, gerötete Stelle am linken inneren Fußknöchel, Durchmesser ca. 2 cm." Für Wunden werden entsprechende Wunddokumentationen ausgefüllt.

Bei Veränderungen, die schwierig zu beschreiben sind, nehmen Pflegende eine Zeichnung oder ein Foto des betroffenen Areals in die Dokumentation auf. Eine Fotodokumentation ist auch geeignet, den Verlauf einer Wundbehandlung nachvollziehbar dazustellen, z. B. bei *Ulcus cruris* oder Dekubitus (▶ 8.1).
Veränderungen der Haare ▶ 2.2.1
Veränderungen der Nägel ▶ 2.2.3

2.3.1 Hautalter und Hauttyp

Bis etwa zum achten Lebensjahr ist die **Kinderhaut** fettarm und wasserreich, da die Talgdrüsen noch nicht arbeiten. Sie ist empfindlich und reagiert stark auf äußere Reize wie Wind, Sonne und Kälte.

Bei **Jugendlichen** (11.–17. Lebensjahr) ist die Talgdrüsenproduktion unausgeglichen und oft gesteigert. An Stellen mit vielen und großen Talgdrüsen, wie Gesichtsmitte, Brustrinne und Rückendreieck, ist die Haut oft unrein und fettig.

Bei **Erwachsenen** unterscheidet man drei verschiedene Hauttypen. Da sie hormonell gesteuert sind, prägen sie sich erst gegen Ende der Pubertät aus:

- **Fettige Haut** *(seborrhoische Haut)*. Etwa bei 50 % der Bevölkerung durch Überproduktion der Talgdrüsen; häufig wird dieser Hauttyp von stärkerer Schweißproduktion und Hautunreinheiten (Pickel, Mitesser) begleitet; die Haut wirkt feucht, dick, grobporig und fettglänzend
- **Trockene Haut** *(sebostatische Haut)*. Etwa bei 30 % der Bevölkerung durch verminderte Talgproduktion; die trockene Haut ist spröde, reißt leicht ein, ist manchmal schuppig und fühlt sich rau an; die Betroffenen leiden oft unter Juckreiz
- **Mischhaut.** Etwa bei 20 % der Bevölkerung; die Gesichtsmitte ist fettig, die Wangen trocken, und gelegentlich treten Pickel und Mitesser auf; auch am restlichen Körper gibt es eher trockene und eher fettige Partien.

Zusätzlich haben viele Menschen eine empfindliche Haut: Harmlose Reize, z. B. kalte, trockene Winterluft, bewirken Reaktionen wie Brennen und Rötungen.

Im **Alter** verändert sich die Haut: Die Verzahnung der *Epidermis* (Oberhaut) mit dem darunterliegenden *Korium* (Lederhaut) nimmt ab, ebenso die elastischen Fasern. Die Kapillargefäße werden zunehmend poröser. Die Mikrozirkulation wird schlechter und die Talg- und Schweißdrüsenproduktion sowie die Wasserbindungsfähigkeit der Haut lassen nach. Außerdem regeneriert sich die Haut im Alter langsamer. Die typischen **Kennzeichen der Altershaut** sind:

- Sie ist dünn bis pergamentartig
- Der *Hautturgor* (Spannungszustand) ist herabgesetzt, die Haut wirkt faltig und welk

- Sie hat eine Neigung zu Einblutungen und Hämatomen
- Sie ist blass und kühl
- Sie ist trocken, schuppig oder rissig
- Sie spannt und juckt häufig.

Der Hauttyp entscheidet über die Hautpflege (▶ 4.1).

2.3.2 Hautfarbe

Die **Hautfarbe** des gesunden Mitteleuropäers ist blassrosa. Sie ist abhängig von der Pigmentierung, der Durchblutungsintensität, der Lage der Kapillargefäße und der Dicke der Epithelschicht.

Abweichungen von der normalen Hautfarbe:

- **Rötung** *(Hyperämie)* entsteht durch eine Gefäßweitstellung. Physiologische Ursachen sind z. B. Sport, Hitze, Anstrengung und Aufregung. Pathologische Ursachen sind Fieber, Verbrennungen 1. Grades, Entzündung und Hypertonie
- **Blässe** *(Hypoämie)* entsteht durch eine Gefäßengstellung. Physiologische Ursachen sind z. B. Schreck, Angst, Kälte. Pathologische Ursachen sind z. B. Blutung, Hypotonie, Schock, arterielle Durchblutungsstörungen, Anämie
- **Gelbfärbung** *(Ikterus)* entsteht durch Ablagerung des Gallenfarbstoffs Bilirubin in Haut und Schleimhäuten und ist bei Erwachsenen immer pathologisch. Die Gelbfärbung wird zuerst an der Lederhaut der Augen *(Sklerenikterus)*, später an der gesamten Haut des Körpers sichtbar. Ursachen sind Lebererkrankungen, z. B. Leberzirrhose, Hepatitis, Verschluss der Gallenwege oder eine Zerstörung der roten Blutkörperchen *(Erythrozyten)*, etwa bei der hämolytischen Anämie. Sieht die Verfärbung schmutziggelb aus, liegt die Ursache in einer vermehrten Einlagerung von Urochrom in der Haut. Bei gleichzeitiger Anämie ist dies ein typisches Zeichen für eine chronische Niereninsuffizienz *(Urämie)*
- **Blaufärbung** *(Zyanose)* entsteht durch mangelnde Sauerstoffsättigung des Blutes. Sie wird verursacht durch Herz- und Lungenkrankheiten. Die ersten Zeichen mangelnder Sauerstoffsättigung treten an den Lippen, Fingernägeln und der Nasenspitze auf. Fahlbläuliche, marmorierte Haut findet sich bei verminderter Blutzirkulation, z. B. bei sterbenden alten Menschen.

Pigmentveränderungen der Haut entstehen z. B. durch:

- Einen angeborenen **Pigmentmangel** (z. B. *Albinismus*). Auch einige Erkrankungen gehen mit einem Pigmentmangel einher. So kommt die *Vitiligo* mit ihrem typischen, gescheckten Hautbild (weiße, scharf begrenzte Flecken neben normal pigmentierter Haut) gelegentlich bei Diabetes mellitus oder Schilddrüsenfunktionsstörungen vor
- Eine **Unterfunktion der Nebennieren** *(Morbus Addison)*, die infolge einer Hyperpigmentierung zur Bronzefärbung der Haut führt

- **Pigmentflecke** oder auch **Muttermale** *(Naevus)*. Muttermale sind umschriebene Hautbezirke, die hellbraun bis schwarz gefärbt sind und in oder über dem Hautniveau liegen. Sie sind meistens harmlos, können aber auch zum bösartigen Melanom („schwarzer Hautkrebs") entarten.

> **ACHTUNG**
> **Melanomverdacht** besteht bei:
> - Asymmetrischem Pigmentfleck mit unscharfer, unregelmäßiger Begrenzung
> - Veränderungen eines Pigmentflecks, z. B. Farbveränderungen, Juckreiz, Blutungen, Größenzunahme.

2.3.3 Hautspannung

Die **Hautspannung** *(Hautturgor)* ist abhängig vom Flüssigkeitsgehalt der Haut und dem Unterhautfettgewebe.

Austrocknung

Die Hautspannung vermindert sich bei Flüssigkeitsverlust oder mangelnder Flüssigkeitszufuhr, es kommt zur **Austrocknung** *(Dehydratation)*. Während sich bei normaler Hautspannung eine abgehobene Hautfalte sofort glättet, bleibt sie bei einer Dehydratation einige Sekunden stehen. Eine faltige und wenig gespannte Haut ist auch Hinweis auf fehlendes Unterhautfettgewebe. Weitere **Zeichen einer Austrocknung** sind:
- Trockene Mund- und Zungenschleimhäute
- Verringerte Urinausscheidung
- Starker Durst.

Bei mangelnder Flüssigkeitszufuhr über einen längeren Zeitraum kann es durch den Anstieg harnpflichtiger Substanzen im Blut zu einer Bewusstseinstrübung und akuter Verwirrtheit kommen.

Ursachen für eine Austrocknung sind erhebliche Flüssigkeitsverluste durch Erbrechen, Durchfall, Diuretika und Mangelernährung. Neben kleinen Kindern sind insbesondere ältere Menschen gefährdet. Bei ihnen kommt erschwerend hinzu, dass sie häufig einfach vergessen zu trinken. Das im Alter nachlassende Durstgefühl erinnert sie nicht rechtzeitig an die Flüssigkeitszufuhr.

Ödeme

Sammelt sich Wasser im Gewebe, schwillt es schmerzlos an, es bilden sich **Ödeme.** Nicht immer sind Ödeme auf den ersten Blick zu erkennen. Ein Fingerdruck auf die entsprechende Hautstelle hilft, auch wenig ausgeprägte Wasseransammlungen zu erkennen: Während gesunde Haut den Fingerdruck umgehend ausgleicht und die Haut sich sofort wieder glättet, bleibt bei ödematöser Haut eine Vertiefung zurück, die nur langsam verstreicht.

Ödeme haben sehr verschiedene Ursachen:
- **Das kardiale Ödem** ist ein Stauungsödem, das bei Herzinsuffizienz durch die verminderte Pumpleistung auftritt.
  - Bei einer *Rechtsherzinsuffizienz* finden sich die Ödeme bevorzugt am Fußrücken und Knöchel, bei Bettlägerigen in der Sakralgegend, da der Druck der Blutsäule dort am stärksten wirkt. Abends sind kardiale Ödeme am stärksten ausgeprägt. Bei der nächtlichen Kreislaufentlastung werden sie z. T. resorbiert und ausgeschieden *(Nykturie)*
  - Im Unterschied zu den Ödemen bei einer Rechtsherzinsuffizienz sammelt sich bei einer *Linksherzinsuffizienz* das Wasser nicht im Haut- und Unterhautgewebe, sondern in der Lunge, im Extremfall entsteht ein Lungenödem
- **Das renale Ödem** entsteht durch erhöhten Gefäßdruck und Eiweißausscheidung im Urin *(Proteinurie)*. Es tritt bei Nierenerkrankungen auf, die mit einer erhöhten Eiweißdurchlässigkeit der *Glomeruli* einhergehen, z. B. bei einer *Glomerulonephritis*. Durch den Eiweißmangel kann die Flüssigkeit im Blutgefäß nicht ausreichend gebunden und aus dem Gewebe nicht in die Kapillaren resorbiert werden. Renale Ödeme bilden sich bevorzugt in Regionen mit niedrigem Gewebsdruck, z. B. an Lidern, Hoden, Fußknöcheln und am Schienbein. Oft ist das ganze Gesicht teigig geschwollen und wirkt aufgedunsen
- **Hepatogene Ödeme** (*Aszites*, „Bauchwassersucht") entstehen z. B. bei Leberzirrhose. Auch hier fehlt das flüssigkeitsbindende Eiweiß im Blut, aber nicht wie beim renalen Ödem durch vermehrte Eiweißausscheidung, sondern durch eine verringerte Eiweißbildung in der Leber
- **Kachektische Ödeme** entstehen ebenfalls durch Eiweißmangel bei Mangelernährung oder bei stark auszehrenden Erkrankungen, z. B. beim Karzinom
- **Lymphödeme** entstehen durch einen Lymphstau bei Abflussbehinderungen oder Verlegung der Lymphwege. Typisches Beispiel dafür ist das Armödem nach operativer Entfernung eines Mammakarzinoms (▶ 2.2.2) und der entsprechenden Lymphknoten
- **Allergisch bedingte Ödeme** entstehen durch eine erhöhte Durchlässigkeit der Gefäßwand
- Das **Myxödem** wird durch eine Schilddrüsenunterfunktion am ganzen Körper hervorgerufen.

2.3.4 Hauttemperatur

Die **Hauttemperatur** (Schalentemperatur) liegt zwischen 28 und 32 °C. Sie hängt von der Hautdurchblutung, der Hautfeuchtigkeit und der Umgebungstemperatur ab. Bei körperlicher Anstrengung erweitern sich z. B. die Hautgefäße, die Hautdurchblutung nimmt zu und die Hauttemperatur steigt, ebenso bei einer hohen Umgebungstemperatur. Bei niedrigen

Außentemperaturen verengen sich die Gefäße, um möglichst wenig Wärme abzugeben, die Hauttemperatur sinkt. Schweißbildung (▶ 2.2.2) bewirkt durch die Verdunstungskälte eine Abkühlung der Haut.

Die Beobachtung der Hauttemperatur dient v. a. der Beurteilung der peripheren Kreislaufsituation. Die Hauttemperatur sinkt z. B. bei Durchblutungsstörungen und Hypotonie aufgrund der mangelnden Durchblutung. Gleichzeitig ist die Haut blass, fahl-bläulich und marmoriert oder zyanotisch, manchmal auch kaltschweißig.

2.3.5 Hautoberfläche

Die Hautoberfläche ist glatt und frei von Hautdefekten. Sie kann behaart sein. Je nach Hautalter und Hauttyp (▶ 2.3.1) zeigt sie individuelle Besonderheiten, z. B. große Poren, Falten, Pickel, Muttermale und Wunden. Auf pathologische Veränderungen, z. B. Fehlbildungen und ekzematöse Hauterkrankungen kann an dieser Stelle nicht näher eingegangen werden.

3 Grundlagen der Hygiene

Definition

Hygiene (griech. nach der Göttin der Gesundheit *Hygieia*) lässt sich mit Begriffen wie „Gesunderhaltung" oder „Gesundheitsvorsorge" übersetzen. Maßnahmen der Hygiene sollen verhindern, dass Krankheitszustände eintreten. Sie bedient sich der Mittel der Vorsorge und Fürsorge im Sinne der Prävention, dies vor allem im Zusammenhang mit Infektionsverhütung.

Wie in allen Bereichen der pflegerischen Arbeit gilt auch in Bezug auf die Körperpflege: Hygienisches Arbeiten ist unverzichtbar. So muss sowohl bei der Vor- und Nachbereitung des Arbeitsplatzes und der Waschutensilien auf größte hygienische Sorgfalt Wert gelegt werden, als auch beim Umgang mit dem Waschwasser bei einer (Teil-)Waschung im/am Bett. Dies dient nicht nur dem Schutz der (oft körperlich geschwächten) Patienten, sondern in gleichem Maße dem Infektionsschutz der Pflegenden.

Im Folgenden werden die Grundregeln der keimreduzierenden Maßnahmen dargestellt, zu den Hygienemaßnahmen bei den einzelnen Arten der Körperpflege finden sich Details im jeweiligen Kapitel.

3.1 Infektionsentstehung und Infektionsgefahren

Bei der **Infektionsentstehung** ist in Bezug auf die Körperpflege in erster Linie der Kontaktweg zu beachten. Entweder erfolgen Infektionen
- Direkt durch Hand- oder Körperkontakte oder
- Indirekt über kontaminierte Gegenstände (typisch für nosokomiale Infektionen) wie z. B. Waschutensilien.

Hieraus ergeben sich verschiedene Infektionsgefahren:
- **Allgemeine Infektionen** wie Erkältungskrankheiten, infektiöse Gastroenteritis, Hepatitis B, Tuberkulose
- **Infektionen aufgrund altersbedingter Abwehrschwäche und Pflegebedürftigkeit**, z. B. Hautinfektionen, Soor, Atemwegsinfektionen
- **Nosokomiale Infektionen,** z. B. Harnwegsinfektionen, Wundinfektionen, Atemwegsinfektionen
- **Infektion mit multiresistenten bakteriellen Infektionserregern,** z. B. MRSA.

Merke

Das Vorkommen multiresistenter Bakterien vor allem durch unsachgemäße Antibiotikatherapien, häufige Krankenhausaufenthalte und Dispositionen wie hohes Alter, Abwehrschwäche, invasive Zugänge oder chronische Wunden begünstigt. Übertragungen kommen hauptsächlich im Zusammenhang mit medizinisch-pflegerischen Maßnahmen zustande, wobei hier die Händedesinfektion (▶ 3.2.1) als wichtigste Präventionsmaßnahme anzusehen ist.

3.2 Händehygiene

Von allen Hygienemaßnahmen im Zusammenhang mit der Körperpflege ist die **Händehygiene** die bedeutsamste. Laut zahlreichen Studien sind etwa ein Drittel aller nosokomialen Infektionen mithilfe sachgerechter Hygienemaßnahmen vermeidbar. Hierzu gehören neben der regelmäßigen Schulung der Mitarbeiter der konsequente Verzicht auf Schmuck, die Händereinigung und die regelmäßige Handpflege.

- **Schmuckverzicht:** Ringe und Ketten bieten zahlreiche Oberflächen, in denen nach einer Kontamination Krankheitserreger siedeln können. Außerdem sind die Räume zwischen dem Schmuckmaterial und der Haut durch den Handschweiß auch unter normalen Bedingungen stark mit Keimen besiedelt. Diese Bereiche sind zudem für eine Händedesinfektion nicht erreichbar. Und von den hygienischen Problemen abgesehen, die der Schmuck an den Händen verursacht, stellt er auch ein Verletzungsrisiko für die Pflegebedürftigen dar

---

Merke

Das Schmuckverbot betrifft auch Eheringe und Uhren. Das Tragen infektionsfreier, verheilter **Piercings** im Gesicht und an anderen Körperteilen hingegen bedeutet für die Pflegebedürftigen keine Gefährdung. Auch Ohrringe sind, sofern sie nicht zu lang herunterhängen, aus hygienischer Sicht unproblematisch.

- Das Händewaschen entfernt Schmutz von der Haut und damit auch Mikroorganismen. Die Keimreduktion ist allerdings nur gering und erreicht nicht annähernd die Wirkung der Händedesinfektion. Eine **Händereinigung** sollte also lediglich zu Beginn und Ende der Dienstzeit, nach der Desinfektion der Hände und nach dem Toilettengang sowie dem Naseputzen erfolgen. In allen anderen Fällen steht die Händedesinfektion an erster Stelle der Hygienemaßnahmen im Zusammenhang mit der Körperpflege
- **Handpflege** ist eine berufliche Pflicht für alle Pflegenden, denn Hautschäden an den Händen führen zu einer verstärkten Keimbesiedelung und verursachen Schmerzen bei der Händedesinfektion. Zudem brin-

gen chronische Hautschäden die Gefahr der Berufsunfähigkeit mit sich. Häufige Gründe für **berufsbedingte Hautirritationen** sind zu häufiges Waschen statt Händedesinfektion, häufiges Arbeiten im feuchten Milieu ohne Handschuhe, gewohnheitsmäßiges Tragen flüssigkeitsdichter Handschuhe ohne pflegerischen Grund und Handkontakt mit sensibilisierenden Stoffen (z. B. Grobdesinfektionsmittel).

Merke

Zur Handpflege geeignet sind (zur routinemäßigen Hautpflege zwischendurch) **Öl-in-Wasser-Produkte,** die schnell einziehen und keinen Fettfilm hinterlassen sowie **Wasser-in-Öl-Produkte,** die einen dünnen Fettfilm hinterlassen und als Handcreme zum Ende der Schicht oder vor Arbeiten mit Wasserkontakt indiziert sind.

3.2.1 Hygienische Händedesinfektion

Von herausragender Bedeutung bei der Infektionsprophylaxe ist die **hygienische Händedesinfektion;** sie ist auch zur Bekämpfung der Verbreitung multiresistenter Erreger geeignet. Mit ihrer konsequenten Durchführung soll sichergestellt werden, dass von den Händen der Pflegenden, die als die wichtigsten Überträger und Infektionsquellen anzusehen sind, möglichst wenige Infektionen ausgehen.

Eine hygienische Händedesinfektion ist durchzuführen
- Vor Patientenkontakt
- Vor Tätigkeiten, bei denen eine Kontamination von sterilen Produkten möglich ist
- Vor und nach Kontakt mit Wunden, Eintrittsstellen von Kathetern, Drainagen und anderen Medizinprodukten in den Körper
- Vor aseptisch durchzuführenden Tätigkeiten
- Nach Kontakt mit potenziell infektiösen Materialien
- Vor dem Anziehen und nach dem Ablegen von Handschuhen
- Nach Patientenkontakt.

ACHTUNG

Wer vor und nach der Körperpflege seine Hände nicht desinfiziert, handelt grob fahrlässig und gefährdet sich und die ihm anvertrauten Patienten!
Die einzigartige Bedeutung der Händedesinfektion für die Infektionsprophylaxe erlaubt keine Ausreden, um sie nicht durchzuführen! Hoher Zeitdruck während der Arbeit, eine schlechte Erreichbarkeit von Händedesinfektionsmittelspendern, die Angst vor Hautschäden oder gar der (völlig unbegründete) Zweifel an der Wirksamkeit der Händedesinfektion dürfen niemals als Rechtfertigung für den Verzicht auf die Händedesinfektion dienen.

Durchführung

Noch vor kurzer Zeit wurde die **Durchführung der Händedesinfektion** in sechs Schritten gemäß DIN EN 1500 verlangt. Neue Studien haben jedoch zu der Erkenntnis geführt, dass mit einem individuellen Vorgehen bessere Ergebnisse erzielt werden (▶ Abb. 3.1). Die Umsetzung der DIN EN 1500 ist im medizinisch-pflegerischen Alltag nicht praktikabel, da die Vorgehensweise zu kompliziert und zeitraubend ist.

Für eine wirkungsvolle Händedesinfektion ist es dennoch unabdingbar, dass die grundsätzlichen **Durchführungsregeln** bekannt sind:

- Die Händedesinfektion erfolgt stets an der trockenen und schmuckfreien Hand. Ebenso sollte sie nicht in Kombination mit dem Händewaschen durchgeführt werden, sofern die Hände nicht verschmutzt sind
- Die korrekte Durchführung der Händedesinfektion dauert im Normalfall 30 s, wobei die Hände während dieser Zeit mit Desinfektions-

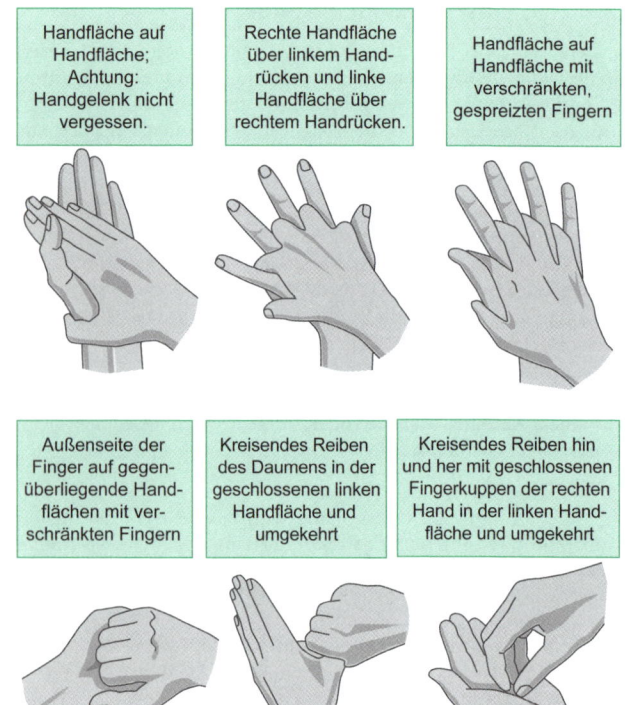

Abb. 3.1 Hygienische Händedesinfektion. [L157]

mittel feucht gehalten werden müssen. Es ist also notwendig, eine relativ große Menge (3–5 ml) Desinfektionsmittel in die Hohlhand zu nehmen und auf beiden Händen unter waschenden Bewegungen so zu verteilen und einzureiben, dass beide Hände lückenlos benetzt sind. Besonderer Aufmerksamkeit bedürfen hierbei die Daumenregion, der Handrücken, die Fingerspitzen und die Fingerzwischenräume
- Zur Entnahme des Desinfektionsmittels dienen Spender, die neben Handwaschbecken, in Funktions- und Entsorgungsräumen, am Pflegearbeitswagen bzw. Wäscheentsorgungswagen usw. montiert sind. Die Spender müssen so konstruiert sein, dass sie ohne Handberührung mit Hilfe des Ellbogens bedient werden können.

3.2.2 Händehygiene bei stark verschmutzten Händen

Bei **stark verschmutzten Händen** besteht natürlicherweise der Wunsch, sofort ein Waschbecken aufzusuchen, die Hände zu waschen und danach an den trockenen Händen eine Händedesinfektion durchzuführen. Bei diesem Vorgehen besteht jedoch nicht nur die Gefahr, dass Keime in die Haut einmassiert werden. Auch die Armaturen und das Waschbecken können massiv kontaminiert werden, was indirekte Kontaktübertragungen herbeiführen kann.

Grobe Verschmutzungen sollten daher sofort z. B. mithilfe eines mit Händedesinfektionsmittel getränkten Einmalhandtuchs oder mit Zellstoff entfernt werden. Im nächsten Schritt werden dann die Hände desinfiziert und nach erfolgter Einwirkzeit gewaschen.

Merke

Händewaschen kann die Händedesinfektion nicht ersetzen, weil sie nicht zu einer ausreichenden Keimreduktion führt!

3.3 Schutzkleidung

Zusätzlich zu der normalen Arbeitskleidung, die während der beruflichen Tätigkeit an Stelle von Privatkleidung getragen wird, empfiehlt sich für Arbeiten mit Wasserkontakt, also beim Durchführen der Körperpflege sowie bei der Aufbereitung von Waschschalen und dem Kontakt mit Ausscheidungen, das Tragen von **flüssigkeitsdichten Schürzen.** Sie dienen zur Unterbindung von Kontakt der Arbeitskleidung mit Wasser und den möglicherweise darin enthaltenen infektiösen oder gefährlichen Stoffen.

Der Einsatz der Schürzen erfolgt ausschließlich situationsgebunden. Nach der Körperpflege und der hygienischen Aufbereitung der Pflegeutensilien legen die Pflegenden die Schürze ab und entsorgen sie fachgerecht. Insbesondere nach Arbeiten, die ein Kontaminations- oder Infektionsrisiko bergen, ist es nicht erlaubt, sich mit der benutzten Schürze zum nächsten Patienten zu begeben.

3.4 Handschuhe

Die Nutzung von **Handschuhen** ist bei der Körperpflege aus sehr verschiedenen Gründen geboten:
- Zum einen soll der Hand- bzw. Hautkontakt mit potenziell infektiösen, schmutzigen oder gesundheitsschädlichen Materialien (Ausscheidungen, Blut, Wundsekrete) verhindert werden
- Zum anderen soll zum **Schutz der Pflegebedürftigen** eine Keimübertragung vom Personal zum Pflegebedürftigen vermieden werden.

Handschuharten
Allgemein werden unterschieden:
- **Schutzhandschuhe,** d. h. dünnwandige Einmalhandschuhe zum Schutz vor Kontaminationen, z. B. im Rahmen der Grundpflege. Sie bestehen meist aus Latex oder hygoallergenen Materialien wie Nitril, Polyethylen oder Polyurethan und unterscheiden sich nicht nur preislich, sondern auch in ihrer Hautverträglichkeit, ihrer Haptik und ihrer mechanischen Belastbarkeit
- **Sterile Handschuhe** haben die gleichen Materialeigenschaften wie Schutzhandschuhe, sind jedoch steril. Sie dienen einerseits der Kontaminationsvermeidung im Sinne von Schutzhandschuhen und andererseits dem Schutz des Pflegebedürftigen vor der Hautflora des Personals. Sie finden Anwendung wenn medizinisch-pflegerische Maßnahmen eine aseptische Durchführung verlangen (z. B. Katheterismus, Handkontakte mit Wunden)
- **Haushaltshandschuhe,** d. h. dickwandige mehrfach verwendbare Handschuhe mit hohen Stulpen zum Schutz vor Feuchtigkeit bei Reinigungs- und Spülarbeiten.

Grundsätzlich müssen Handschuhe so gewählt werden, dass sie der vermutlich auftretenden mechanischen Belastung standhalten und damit flüssigkeits- bzw. keimdicht sind. Zum Schutz des Personals vor allergischen Reaktionen sollen Handschuhe aus nicht sensibilisierendem Material bestehen. Im Bedarfsfall sind hypoallergene Handschuhe zu verwenden.

Regeln zum Gebrauch von Handschuhen
Gebräuchliche Schutzhandschuhe weisen häufig kleine Undichtigkeiten *(Mikroläsionen)* auf. Zudem kommt es beim Tragen von **Handschuhen** zur Schweißbildung und somit zur Ansammlung von Keimpotenzialen. Daher ist nach dem Ausziehen von Handschuhen stets eine Händedesinfektion erforderlich.

Handschuhe werden beim Gebrauch in der Regel kontaminiert. Dies ist jedoch (anders als bei der unbehandschuhten Hand) sensorisch nicht spürbar. Deshalb besteht beim Tragen von Handschuhen die besondere Gefahr der unmerklichen Kontaktübertragung, wenn Pflegende damit z. B. Pflegeutensilien, Schnurlostelefone, Klinken oder Möbel berühren. Handschuhe werden daher stets eng gebunden an die jeweilige Arbeitssituation getragen und sind danach unverzüglich auszuziehen. Der betreffende Arbeitsbereich soll mit angezogenen Handschuhen möglichst nicht verlassen werden. Die beschriebenen Kontaminationsgefahren beim Tragen von Handschuhen sind den Pflegenden bewusst; kontaminierte Gegenstände werden anschließend wischdesinfiziert.

> **ACHTUNG**
>
> Eine **Desinfektion von Schutzhandschuhen** anstelle eines Handschuhwechsels ist **nicht zu empfehlen**. Desinfektionsmittel schwächen das Handschuhmaterial (Mikroperforationen und Strukturveränderungen) und damit die Widerstandsfähigkeit und Schutzwirkung des Handschuhs. Es könnte somit zu einer Kontamination kommen.

3.5 Aufbereitung der Pflegeutensilien

Im Anschluss an die Körperpflege erfolgt die Aufbereitung der verwendeten Pflegeutensilien sowie des Arbeitsplatzes, um Infektionen zu verhindern. Durch Maßnahmen wie Reinigung, Desinfektion und Sterilisation werden Keimquellen reduziert, wobei die drei Begriffe für verschiedene Ansprüche stehen:

- Die **Sterilisation** ist ein Verfahren, das Keimfreiheit zum Ziel hat. Sterilisationsverfahren werden hauptsächlich bei der Herstellung und Aufbereitung kritischer Medizinprodukte angewendet, d. h. von Gegenständen, die für invasive Eingriffe wie Injektionen, Verbandswechsel, Katheterisierungen oder Operationen vorgesehen sind. Im Bereich der Körperpflege besteht in der Regel kein Bedarf für das Sterilisieren von Gegenständen
- Bei der **Reinigung** wird lediglich Schmutz (also unerwünschte Rückstände) gelöst und beseitigt. Im Zuge dessen werden zwar auch Mikroorganismen entfernt, die an den Schmutz gebunden sind, die Reinigung bewirkt jedoch keine ausreichende Keimreduktion, um im Rahmen der Körperpflege ein hygienisch einwandfreies Ergebnis zu erzeugen. So ist weder das Händewaschen vor und nach dem Kontakt mit dem Patienten als Infektionsprävention ausreichend, noch genügt ein einfaches Reinigen der Waschutensilien den Ansprüchen an hygienisches Arbeiten
- Die **Desinfektion** ist das Mittel der Wahl im Umgang mit Pflegeutensilien und der Reinigung des Arbeitsplatzes im Zusammenhang mit der Körperpflege (▶ 3.5.1)

3.5.1 Desinfektion

Definition

Unter **Desinfektion** versteht man die gezielte Verminderung *(Reduktion)* von Mikroorganismen. Chemische oder physikalische Verfahren töten die Krankheitserreger ab und unterbinden ihre Vermehrung.

Bei der **Desinfektion** wird die ursprüngliche Keimmenge um den Faktor 10^{-5} durch Abtötung verringert (d. h. von 100.000 Keimen bleibt einer übrig). Der Reduktionsanspruch bezieht sich hauptsächlich auf vegetative (d. h. nicht in Sporenform befindliche) Bakterien, Pilze und Protozoen (= Wirkungsbereich A). Bei bakteriellen Sporen (= Wirkungsbereiche C und D) und bei Viren (= Wirkungsbereich B) können Desinfektionsmaßnahmen Wirkungslücken aufweisen.

Um das Inventar/den Arbeitsplatz sowie die verwendeten Pflegeutensilien nach Gebrauch zu desinfizieren, eignet sich am besten die **chemische Desinfektion** (Einlegen/Tauchbad, Sprühen, Wischen).

Daneben gibt es physikalische Verfahren. Sie basieren auf Hitze (thermische Desinfektion), Filtern oder Strahlung:

- **Physikalische Desinfektionsverfahren** erfolgen in der Regel thermisch und maschinell. Sie erzeugen ein besonders zuverlässiges Desinfektionsergebnis. Wenn möglich, soll ihnen daher der Vorzug gegeben werden. In Pflegeeinrichtungen/Krankenhäusern können Wäsche, Geschirr, Waschschüsseln und Steckbecken mit thermischen Verfahren desinfiziert werden. In medizinischen Einrichtungen kommt die thermische Desinfektion zudem im Rahmen der Medizinprodukte-Aufbereitung zum Einsatz
- Eine **chemothermische Desinfektion** stellt eine Kombination zwischen der chemischen und der thermischen Desinfektion dar, indem Desinfektionslösungen bei Temperaturen zwischen 40–60 °C zur Anwendung kommen. Chemothermische Desinfektionsverfahren haben sich vor allem bei der Desinfektion kontaminierter Wäsche bewährt. Steckbeckenspülen älteren Datums arbeiten meist ebenfalls chemothermisch.

Merke

Die **Desinfektion erbringt keine Reinigungsleistung!** Sichtbare Verunreinigungen (z. B. angetrocknetes Blut oder Stuhl) müssen vor der Desinfektion mittels Reinigung entfernt werden, da es ansonsten zu einer verminderten Wirksamkeit des verwendeten Desinfektionsmittels kommen kann.

Durchführung der Flächenreinigung

Pflegebetten, Nachtschränke, Patientenlifte oder Positionierungshilfsmittel werden in der Regel mit Mitteln, Konzentrationen und Einwirkzeiten der Flächendesinfektion desinfiziert.

Bei der Anwendung der Desinfektionsverfahren wird zwischen **fortlaufender Desinfektion, Schlussdesinfektion** und **Raumdesinfektion** unterschieden. Raum- und Schlussdesinfektion spielen im Zusammenhang mit der Körperpflege kaum eine Rolle.

Die **fortlaufende Desinfektion** betrifft die routinemäßig durchzuführenden Desinfektionsmaßnahmen bezogen auf die Durchführung der Körperpflege, dies sind:

- **Händedesinfektion** (▶ 3.2.1)
- **Flächendesinfektion,** d. h. Wischdesinfektion kontaminierter oder potenziell kontaminierter Flächen wie Fußböden, Sanitäreinrichtungen, Möbel, Arbeitsflächen etc. Im Routinefall kommen meist oberflächenaktive Substanzen, Alkylamine oder (für kleine, trockene Flächen) Alkohole zur Anwendung. In speziellen Situationen (z. B. Noro-Viren) werden viruzide oder sporizide Wirkstoffe wie Aldehyde oder Sauerstoffabspalter verwendet. Die Konzentration verdünnter Lösungen (Wasser und Konzentrat) sollte auf eine Einwirkzeit von einer Stunde abgestimmt sein. Bei alkoholischen Schnelldesinfektionsmitteln liegt die Einwirkzeit zwischen 1 und 5 Minuten
- **Wäschedesinfektion** (▶ 3.5.2)
- **Desinfektion von Medizinprodukten** durch physikalische Desinfektionsverfahren *(siehe oben)*.

ACHTUNG

Medizinprodukte und auch deren Aufbereitung unterliegen gesetzlichen Vorgaben. Die Ansprüche an die Aufbereitung richten sich vorrangig nach dem Verwendungszweck. In jedem Fall ist den Herstellerangaben Folge zu leisten.

Auf die einzelnen Wirkstoffe, die Einflüsse auf deren Wirksamkeit (z. B. „Eiweißfehler" etc.) sowie die Regeln zum Umgang mit Desinfektionsmitteln (Dosierung usw.) kann im Rahmen dieses Buches nicht näher eingegangen werden.

3.5.2 Schmutzwäscheentsorgung und Wäscheaufbereitung

Benutzte Bett- oder Kleidungswäsche kann mit potenziell infektiösen Substanzen wie Schweißrückständen, Urin, Stuhlgang oder Wundsekret behaftet sein. Ähnlich wie bei kontaminierten Abfällen ergeben sich auch beim Umgang mit **Schmutzwäsche** Möglichkeiten der Infektionsübertragung. Für nicht patienteneigene Wäsche sind daher desinfizierende Waschverfahren anzuwenden.

Zum Sammeln der gebrauchten Wäsche stehen feuchtigkeitsundurchlässige, widerstandsfähige und fest verschließbare Textil- oder Plastikbeutel zur Verfügung. Diese Säcke lassen sich in Sammelwagen oder -gestelle einspannen und auf diese Weise problemlos mit in die Patientenzimmer nehmen. Die Pflegenden beachten:
- Beim Umgang mit kontaminierter Wäsche sind Schutzhandschuhe (▶ 3.4) zu tragen
- Nach Kontakt mit Schmutzwäsche sollen die Handschuhe ausgezogen und danach eine Händedesinfektion (▶ 3.2.1) durchgeführt werden.

> **LESE- UND SURFTIPP**
>
> Möllenhoff, Hannelore: Hygiene für Pflegeberufe. 4. Auflage, Elsevier/Urban & Fischer Verlag, München 2005.
>
> Bergen, Peter: Hygiene in Altenpflegeeinrichtungen. Elsevier/Urban & Fischer Verlag, München 2003.
>
> Bergen, Peter: Hygiene für ambulante Pflegeeinrichtungen. Elsevier/Urban & Fischer Verlag, München 2005.

4 Grundlagen der Haut- und Körperpflege

Pflegende unterstützen Patienten bei der **Haut- und Körperpflege** und leiten sie zur selbstständigen Durchführung an. Darüber hinaus beraten sie pflegende Angehörige, unterstützen und leiten sie an. Pflegende erklären z. B. unerfahrenen Eltern eines Neugeborenen das richtige Vorgehen beim Säuglingsbad.

Merke

Alle Maßnahmen der Hautreinigung und -pflege haben als oberstes Ziel die Erhaltung bzw. Unterstützung des Hydro-Lipid-Films.
Je nach Körperregion und Belastung ist die Hornschicht (▶ 2.1.3) zwischen 0,5 und 4 mm dick. Sie verhindert das Eindringen von Chemikalien und Mikroorganismen. Gleichzeitig verhindert die Hornschicht den Verlust von Wasser aus dem Körper.
Auf der Hornschicht liegt ein Film aus Wasser und Fett, die beide durch natürliche Emulgatoren miteinander verbunden sind. Das Wasser stammt von den Schweißdrüsen, das Fett wird von den Talgdrüsen produziert. Dieser **Hydro-Lipid-Film** (früher auch *Säureschutzmantel* genannt) hält die Haut geschmeidig und hat die Fähigkeit, schwache Säuren und Laugen in ihrer Schadwirkung zu mildern (= Alkalineutralisationsvermögen der Haut). Zudem wird durch den Wasser-Fett-Film mit seinem pH-Wert um 5,5 ein für Mikroorganismen ungünstiges Milieu geschaffen. Gut leben dagegen die physiologischen Hautkeime in dieser Umgebung. Mit dieser Platzhalterfunktion können sie das Wachstum von krank machenden Mikroorganismen verhindern.

Bedeutung und Einflussfaktoren
Zur **Körperpflege** gehören:
- Reinigung des Körpers durch Waschen, Duschen oder Baden, Mund- und Zahnpflege sowie Augen- und Ohrenpflege
- Pflege der Haut, z. B. mit Creme oder Lotion
- Haar-, Nagel- und speziell bei Männern Bartpflege bzw. Rasur
- Wenn der Patient es wünscht, das Anwenden von Parfüm, Eau de Toilette, Deodorant, Aftershave usw.

Seinen Körper sauber zu halten, ihn gründlich zu reinigen und die Haut zu pflegen, beugt Erkrankungen, insbesondere Hauterkrankungen, vor. Regelmäßige Hygiene hilft der Haut, voll funktionsfähig zu bleiben. Gleichzeitig kann die Übertragung von Erregern verhindert werden, wenn etwa nach Kontakt mit infektiösen Ausscheidungen (z. B. Toilettengang) oder nach Kontakt mit anderen Menschen die Hände gründlich gewaschen werden (▶ 3.2.2).

Die **Körperpflege** kann mit anderen Pflegemaßnahmen kombiniert werden, etwa:
- Mobilisation zur Körperpflege am Waschbecken (▶ 4.3.3)
- Wechseln der Bettwäsche
- Anziehen von Thromboseprophylaxestrümpfen
- Einreibungen
- Beobachtung, z. B. der Haut oder der Belastbarkeit der Patienten
- Verbandswechsel.

Bei der Durchführung der Körperpflege achten die Pflegenden darauf, dass sie die Patienten weder über- noch unterfordern. Dazu sammeln sie im Rahmen der **Pflegeanamnese** Informationen bzw. ergänzen die schon bestehenden Informationen:
- Liegen medizinische Diagnosen und Symptome vor, die die Sorge um eine adäquate Körperpflege beeinflussen können, z. B. Frakturen, Lähmungen, dekompensierte oder schwere Herzinsuffizienz, Immobilität, Sehstörungen, Inkontinenz, Demenz oder psychische Erkrankungen (z. B. Wahn) (▶ 9.1.2)?
- Werden medizinische Therapien durchgeführt, die die Körperpflege beeinflussen können, z. B. Bettruhe, Ruhigstellung?
- Sind Selbstversorgungsdefizite bei der Körperpflege bekannt?
- Sind Fußpflege, Friseurbesuch oder der Besuch einer Kosmetikerin geplant?
- Sind Physio- oder Ergotherapeuten an der Therapie beteiligt?

Befragung des Pflegebedürftigen (oder der Angehörigen) nach Defiziten und Ressourcen bzw. **Gewohnheiten und Erfahrungen:**
- Können Sie die Körperpflege selbstständig durchführen? Wenn nein, wobei brauchen Sie Unterstützung?
- Wann führen Sie die Körperpflege in der Regel durch? Duschen oder baden Sie lieber oder führen Sie die Körperpflege stets am Waschbecken durch?
- Mögen Sie die Wassertemperatur gewöhnlich eher heiß, warm oder kühler?
- Wie häufig waschen Sie gewöhnlich Ihre Haare? Wie häufig gehen Sie zum Friseur? Haben Sie einen bestimmten Friseur?
- Gehen Sie regelmäßig zur Fußpflege oder zur Kosmetikerin? Haben Sie eine(n) bestimmten Fußpfleger bzw. Kosmetikerin?
- Bei Frauen: Neigen Sie zu einem Damenbart?
- Wie haben Sie sich bisher rasiert (nass, trocken)?
- Haben Sie Probleme mit Ihrer Haut? Wenn ja, haben Sie diese Probleme bereits mit Ihrem Arzt besprochen? Was haben Sie bisher dagegen getan?
- Haben Sie bestimmte Reinigungs- und Pflegemittel, Parfüm, Deo und Aftershave, die Sie bevorzugen? Wenn ja, welche?
- Reagieren Sie auf bestimmte Kosmetika, Reinigungs- oder Hautpflegemittel allergisch?

- Besitzen Sie Hilfsmittel bzw. Prothesen? Wenn ja, welche? Benötigen Sie Hilfe bei der Versorgung der Prothese bzw. des Hilfsmittels?
- Bei Zahnprothesen: Benutzen Sie eine Voll- oder Teilprothese? Befinden sich eigene Zähne im Unter- oder Oberkiefer?
- Sind Sie stuhl- oder urininkontinent? Verwenden Sie Hilfsmittel? Welche?
- Wenn Sie den Wert Ihres äußeren Erscheinungsbildes für sich persönlich auf einer Skala von eins bis vier bestimmen würden – wie würden Sie sich einstufen?
    - Mir ist das äußere Erscheinungsbild sehr wichtig (1)
    - Mir ist das äußere Erscheinungsbild nur mäßig wichtig (2)
    - Mir ist das äußere Erscheinungsbild nicht so wichtig (3)
    - Mir ist das äußere Erscheinungsbild gar nicht wichtig (4).
- Haben Sie zurzeit Wünsche bezüglich der Körperpflege, die von Ihren bisherigen Gewohnheiten abweichen?

Merke

Einzuschätzen, wie ein Pflegebedürftiger sich pflegt, bedarf einer mehrtägigen, diskreten **Beobachtung.** Dabei ist Fingerspitzengefühl gefragt. Besonders zu beobachten sind Pflegebedürftige:
- Die verwirrt sind und an Orientierungs-, Merkfähigkeits- und Denkstörungen leiden, z. B. Menschen mit Demenz
- Die depressiv sind
- Mit eingeschränkter Beweglichkeit, z. B. durch Gelenkveränderungen bei Arthritis oder durch Schmerzen sowie bei feinmotorischen Störungen, z. B. bei Morbus Parkinson
- Mit Sehstörungen
- Mit Harn- oder Stuhlinkontinenz.

Beobachtung des Hauttyps

Der **Hauttyp** (▶ 2.3.1, ▶ Tab. 4.1) kann mit Hilfe eines Gesichtsabdrucks zwei Stunden nach der Gesichtsreinigung an einem blank polierten Spiegel bestimmt werden.

Tab. 4.1 Bestimmung des Hauttyps.	
Hauttyp	**Spiegelabdruck**
Fettig	Fettfleck
Trocken	Keine anhaltenden Fettspuren
Fettig-trocken	In der Gesichtsmitte (Kinn, Nase, Stirn) anhaltende Fettspuren

Gerade bei älteren Menschen kann der Hauttyp an den verschiedenen Körperregionen sehr unterschiedlich sein. Häufig haben ältere Menschen an den Extremitäten (besonders ausgeprägt an den Unterschenkeln) eine sehr trockene Haut, an anderen Körperregionen aber einen ganz normalen Hautzustand. Durch die Bestimmung des Hauttyps in unterschiedlichen Körperregionen vermeiden Pflegende, dass z. B. ein Pflegebedürftiger von Kopf bis Fuß mit entfettenden Produkten gepflegt wird, obwohl er zwar eine fettige Gesichtshaut, aber sehr trockene Haut an Armen und Beinen hat.

Beobachtung auf Hautveränderungen

Auf **Hautveränderungen** achten Pflegende grundsätzlich bei allen Pflegebedürftigen, die ein Selbstversorgungsdefizit bei der Körperpflege haben oder über Veränderungen der Haut und Beschwerden klagen. Beobachtet werden:

- Hautfarbe (▶ 2.1.3)
- Pigmentveränderungen (▶ 2.1.3 und ▶ 2.3.2)
- Hautbeschaffenheit
- Spannungszustand der Haut (▶ 2.3.1)
- Veränderungen der Hautanhangsgebilde (▶ 2.2), z. B. Haare und Nägel.

Selbstversorgungsdefizit bei der Körperpflege

---- Definition ----

Selbstversorgungsdefizit bei der Körperpflege: Eingeschränkte oder fehlende Fähigkeit, den eigenen Körper zu pflegen.

Tab. 4.2 Ausmaß des Pflegebedarfs.

Grad	Pflegebedarf
0: Selbstständig	Benötigt keine Hilfe
1: Teilweise selbstständig	1.1: Benötigt Hilfsmittel und/oder mehr Zeit 1.2: Benötigt Information, Beratung, Motivation
2: Teilweise unselbstständig	2.1: Benötigt im Bad Anleitung, Beaufsichtigung, teilweise Übernahme 2.2: Benötigt im Bett Anleitung, Beaufsichtigung, teilweise Übernahme
3: Unselbstständig	3.1: Benötigt im Bad vollständige Übernahme 3.2: Benötigt im Bett vollständige Übernahme

Ursachen und Einflussfaktoren eines Selbstversorgungsdefizits bei der Körperpflege können vielfältig sein, z. B.:
- Eine nicht behindertengerechte Umgebung
- Beeinträchtigte körperliche Mobilität, Bettruhe oder Ruhigstellung
- Verminderte körperliche Belastungsfähigkeit
- Hochgradige Sehstörungen
- Verwirrtheit
- Depression

- Angst vor Stürzen
- Unerwünschte Medikamentenwirkungen, z. B. von Beruhigungs- und Betäubungsmitteln.

Zur Feststellung und Einschätzung der Beeinträchtigungen bei der Körperpflege wurden für die pflegerische Praxis bisher noch keine Assessmentinstrumente entwickelt. Aufmerksames Beobachten des Verhaltens kann den Verdacht bestätigen. Der **Pflegebedarf** kann in verschiedene **Grade** unterteilt werden:
- Grad 1: Anleitung
- Grad 2: Beaufsichtigung
- Grad 3: Teilweise Übernahme der Körperpflege
- Grad 4: Vollständige Übernahme der Körperpflege.

Folgen eines Selbstversorgungsdefizits bei der Körperpflege können ein ungepflegtes Äußeres bis hin zur Verwahrlosung, aber auch Infektionen und Hautschäden sein. Eine ungepflegte Person wird häufig aus der Gemeinschaft ausgeschlossen *(Soziale Isolation)*.

Körperpflege ist Pflegetherapie
Häufig wird ein Pflegebedürftiger routinemäßig „reinigend" gewaschen. Damit entsprechen die Pflegenden zwar den hygienischen Erfordernissen, ignorieren den wohltuenden Aspekt der Körperpflege allerdings völlig. Nur, wenn die bei der Planung der Körperpflege mit dem Patienten erarbeitete Vorgehensweise auch in den Pflegealltag integriert wird, können Pflegende den Bedürfnissen des Patienten gerecht werden und ihn als Individuum ernstnehmen. Deshalb ist es sinnvoll, sich immer wieder zu vergegenwärtigen, welche Ziele mit der Körperpflege erreicht werden sollen. Nur dann ist sie mehr als „nur waschen", nämlich **Pflegetherapie**.

4.1 Grundprinzipien der Hautreinigung

Zum Abschluss jeder Hautreinigung/Körperpflege sollten die Pflegenden folgenden Ziele erreicht haben:
- Die Haut ist sauber und trocken
- Der physiologische Hydro-Lipid-Film ist erhalten
- Das Reinigungsmittel löst keine Allergien aus
- Der Patient fühlt sich erfrischt und wohl in seiner Haut
- Er erfährt Zuwendung, Stimulation und Orientierung über die Haut.

Diese Ziele führen über folgende **Grundprinzipien,** die bei jeder (!) Hautreinigung eingehalten werden sollten:
- **Duschen ist besser als Baden.** Beim Baden weicht die Haut auf. Gleichzeitig entzieht der lange Kontakt mit dem Wasser der Hornschicht Wasser bindende Stoffe, insbesondere Eiweiße. Die Haut wird trocken. Zu langes und häufiges Baden macht die Haut anfälliger für mechanische Schädigungen und Krankheitserreger. Für die tägliche Reinigung sind die Körperwäsche am Waschbecken oder ein kurzes

Abduschen besser geeignet. Auch im Neugeborenen- und Säuglingsalter reicht – entgegen früherer Meinungen – ein Bad pro Woche
- **Niedrige Wassertemperatur.** Je heißer das Wasser, desto mehr Fett wird aus der Haut entfernt. Deshalb sollte die Wassertemperatur möglichst niedrig gewählt werden
- (Zu viel) **Seife schadet.** Normale Seifen und Waschlotionen haben einen stark alkalischen pH-Wert, der den sauren pH-Wert der Haut (um 5,5) zerstört. Außerdem entfetten sie die Haut sehr stark, weil Seifen die Oberflächenspannung des Wassers herabsetzen, damit sich der Schmutz besser lösen kann. Sie sollten nicht verwendet werden, allenfalls bei sehr starken Verschmutzungen
- **Geeignet sind sogenannte Syndets,** die einen pH-Wert von 5 bis 6 haben. Da diese aber auch das Fett aus der Haut entfernen, sind ihnen häufig Rückfetter beigefügt. Auch Syndets werden grundsätzlich sparsam eingesetzt. Zum Waschen eines „sauberen" Patienten reichen in der Regel Wasser und ein Frottierwaschlappen. Bei Bedarf wird das Syndet ganz gezielt eingesetzt, z. B. für die Achselhöhlen oder den Intimbereich
- **Medizinische Seifen** enthalten Zusätze wie Schwefel oder Teer und werden bei bestimmten Hauterkrankungen, z. B. Psoriasis, eingesetzt
- **Reinigungsmittel sind grundsätzlich mit klarem Wasser zu entfernen,** z. B. bietet sich eine zweite Waschschüssel mit klarem Wasser an
- **Sorgfältig abtrocknen.** Vor allem in den Hautfalten kann Feuchtigkeit nur schlecht verdunsten, es besteht Mazerations- und Intertrigogefahr (▶ 8.2). Das Abtrocknen sollte vorsichtig geschehen, denn besonders die Haut des Säuglings und des alten Menschen reagiert empfindlich auf mechanische Belastungen
- Säuglinge und Kleinkinder werden nach dem Duschen oder Baden zügig abgetrocknet, da sie schnell viel Wärme durch die Verdunstungskälte verlieren und auskühlen.

ACHTUNG
Die Haut braucht nach einer aggressiven Reinigung viele Stunden, bis sich der Hydro-Lipid-Film wieder aufgebaut hat. Während dieser Zeit kann sie ihren vielfältigen Aufgaben nur bedingt nachkommen.

Grundsätzlich wird die Körperpflege nach Wünschen des Patienten und mit seinen eigenen Produkten durchgeführt. Aufgrund ihrer Fachkompetenz beraten Pflegende den Patienten und seine Angehörigen, wenn ihnen bestimmte Produkte nicht geeignet erscheinen.

4.2 Grundprinzipien der Körperpflege

Bei der **Körperpflege** stets:
- Den richtigen Zeitpunkt wählen
- Auf die individuellen Bedürfnisse der Patienten eingehen

- Intimsphäre wahren
- Gesprächsbereitschaft zeigen
- Patienten schrittweise aktivieren.

Den richtigen Zeitpunkt wählen

Wann möchte sich der Patient mit seiner Körperpflege beschäftigen? Möchte er morgens mit frischem, kühlem Wasser erfrischt oder lieber abends bei der Ganzkörperwäsche unterstützt werden? Haben die Pflegenden dies erfragt, integrieren sie die individuellen Maßnahmen der Körperpflege sinnvoll in den Tagesablauf. Patienten dürfen nicht gegen ihren Willen gewaschen oder gekämmt werden. Zu Hause pflegen sie sich ebenfalls nach eigenen Vorlieben und Gewohnheiten.

> **Merke**
>
> Auch wenn es vielfach üblich ist, dass alle Pflegebedürftigen bereits am Morgen ihre Toilette vollständig erledigt haben: Dazu besteht keine Notwendigkeit! Es entspricht den individuellen Bedürfnissen eines Menschen viel eher, wenn die Körperpflege in seinen persönlichen Tagesrhythmus integriert ist. Es ist immer möglich, Ganzkörperwaschungen auch in nicht so arbeitsintensiven Zeiten, z. B. am Nachmittag, durchzuführen. Möchte der Pflegebedürftige sich erst nachmittags waschen, sollte er aber zumindest die Möglichkeit erhalten, sich morgens das Gesicht und die Hände zu waschen.

Auf die individuellen Bedürfnisse eingehen

Um auf die **Bedürfnisse,** Wünsche und Gewohnheiten der Patienten eingehen zu können, überlegen Pflegende und Patienten vor der Körperpflege gemeinsam:
- Welche Ressourcen liegen vor?
- Welche Ziele sollen erreicht werden? Welche haben Priorität?
- Mit welchen Maßnahmen können die Ziele erreicht werden?
- Was kann zu einer größeren Selbstständigkeit beitragen?
- Welche Gewohnheiten und Wünsche können beibehalten werden?

Bei Kindern gilt: Bei der Pflege von Kindern berücksichtigen Pflegende den Entwicklungsstand und die Selbstständigkeit des Kindes. Die Pflegenden übernehmen keine Tätigkeiten, die das Kind selbst ausführen kann.
Umgang mit Scham/Intimsphäre wahren, ▶ 1.1

Gesprächsbereitschaft zeigen

Die relativ zeitaufwendige Körperpflege ist für Patienten und Pflegende eine Gelegenheit, Gespräche zu führen und den Kontakt zu intensivieren. Die Patienten können mit den Pflegenden über vieles reden, z. B. nächtliche Störungen, Ängste, Probleme und Beschwerden. Die Zeit der Körperpflege stumm und desinteressiert miteinander zu verbringen, hieße, eine Möglichkeit zum Auf- und Ausbau einer vertrauensvollen Beziehung ungenutzt verstreichen zu lassen.

Patienten aktivieren

Damit der Patient seine Körperpflege bald (wieder) alleine ausführen kann, wird er so früh wie möglich schrittweise zur Selbstständigkeit aktiviert.

Tab. 4.3 Tipps für die Informationssammlung zur Körperpflege. Sie dienen als Anhaltspunkte, um Pflegebedarf und Wünsche der Patienten bei der Körperpflege individuell zu ermitteln.

Gewohnheiten
- Tageszeit?
- Deo, Parfüm, eigene Seife, Rasierwasser, Gesichtscreme, Make up?
- Duschen oder Baden?
- Temperatur des Waschwassers?
- Täglich Haarwäsche?

Kleidung
- Eigene Kleidung vorhanden?
- (Vorübergehend) keine eigene Kleidung verfügbar?
- Krankenhauswäsche (offenes Patientenhemd) aus pflegerischen Gründen notwendig?

Selbstständigkeit
- In welchen Bereichen selbstständig?
- Notwendige Übernahmen?
- Ressourcen und Möglichkeiten der Aktivierung?
- Angestrebte Ziele?

Hautzustand
- Gesunde, intakte Haut?
- Lokale Hauterkrankung (Pilzinfektion, Wunden, Intertrigo, Dekubitus)?
- Generalisierte Hauterkrankung, z.B. Neurodermitis?
- Belastete Haut bei Inkontinenz, Durchfall, Fieber, Schwitzen?
- Durchblutungsstörungen der Haut?

Prothesen, Seh- und Hörhilfen
- Ober-, Unterkieferprothese, Gebissteilprothese?
- Hörgerät?
- Brille, Kontaktlinsen?
- Augenprothese?
- Arm-/Beinprothese?

Mund und Lippen
- Mundschleimhaut intakt?
- Lippen geschmeidig?
- Erkrankungen der Mundschleimhaut und Zähne?
- Soor- und Parotitisgefahr?

Übergeordnete Gesichtspunkte
- Patienten stimulieren oder beruhigen?
- Körperpflege mit anderen Tätigkeiten kombinierbar?

4.3 Methoden der Körperpflege

Je nach Art und Umfang der Hilfestellung, die ein Mensch bei der **Körperpflege** benötigt, sowie entsprechend seinen Wünschen, Gewohnheiten und dem Grad seiner Mobilität, sind verschiedene Methoden der Körperwaschung zu unterscheiden.

4.3.1 Ganzkörperwaschung

─── **Definition** ───

Ganzkörperwaschung: Übernahme der Körperpflege bei Patienten, die (weitgehend) unselbstständig sind und sich nicht selbst waschen können oder dürfen. Dabei kann der Patient sowohl im Bett als auch auf einem Hocker oder in einem Rollstuhl am Waschbecken gewaschen werden. Säuglinge und Kleinkinder werden meist auf dem Wickeltisch gewaschen. Frühgeborene, die ihre Körpertemperatur noch nicht selbstständig halten können, werden im Inkubator gewaschen.

Vorbereitung des Patienten
Vor Beginn der Ganzkörperwaschung informiert sich die Pflegende zum einen im Gespräch mit dem Patienten, zum anderen im Gespräch mit ihren Kollegen bzw. mithilfe des Dokumentationssystems über die Gewohnheiten und Fähigkeiten des Patienten. Vor und während der Ganzkörperwäsche erklärt sie dem Patienten alle Handlungen und bezieht ihn so weit wie möglich in den Ablauf ein und erfragt seine Wünsche.

Vorbereitung des Arbeitsplatzes
- Für eine angenehme Zimmertemperatur sorgen
- Besucher nach draußen bitten; Angehörige bleiben nur nach Absprache mit dem Patienten im Zimmer
- Bei der Ganzkörperwäsche im Bett: Nachttisch frei räumen und Patientenhaltegriff hoch hängen
- Bei der Ganzkörperwaschung am Waschbecken: Ablagefläche schaffen und benötigte Materialien bereitlegen.

ACHTUNG
Bei Patienten mit gestörtem Gleichgewicht oder der Gefahr einer Kreislaufschwäche richten die Pflegenden zunächst vollständig die Materialien im Bad, damit sie den Patienten später nicht unbeaufsichtigt lassen müssen.

Vorbereitung der Materialien
- Waschschüssel für die Ganzkörperwäsche im Bett
- Zwei Handtücher
- Zwei (Einmal-)Waschlappen

- Waschlotion
- Zahnputzutensilien oder Mundpflegeset
- Hautpflegemittel und Kosmetika nach den Wünschen der Patienten
- Evtl. Rasierapparat
- Frische Bettwäsche und Kleidung
- Kamm, Bürste, Spiegel
- Gegebenenfalls Inkontinenzversorgung
- Elektroden bei Patienten, die an einen Monitor angeschlossen sind, z. B. Frühgeborene
- Einmalhandschuhe
- Händedesinfektionsmittel
- Müll- und Wäscheabwurf.

Positionierung

Damit der Patient eigene Ressourcen einbringen und die Handlungen der Pflegenden beobachten kann, wird er im Bett mit erhöhtem Oberkörper auf dem Rücken gelagert. Positionierungshilfen werden entfernt, um sie vor Nässe zu schützen und dem Patienten mehr Bewegungsfreiheit zu geben. Ausnahme ist eine vom Arzt angeordnete therapeutische Positionierung.

Ist der Patient mobil, kann sich aber aufgrund seines Alters oder seiner Erkrankung nicht selbst waschen, helfen ihm die Pflegenden, sich zur Ganzkörperwaschung auf einen Hocker oder in einen (Roll-)Stuhl ans Waschbecken zu setzen und unterstützen ihn dort.

Durchführung

Bei der **Durchführung** der Ganzkörperwaschung achten die Pflegenden darauf, das Wohlbefinden des Patienten zu fördern und die hygienischen Richtlinien einzuhalten:

- Patienten fragen, ob er vor der Ganzkörperwaschung Darm oder Blase entleeren möchte
- Sichtschutz (spanische Wand) aufstellen
- Nicht zu zweit waschen; es verwirrt den Patienten, wenn zwei Pflegende verschiedene Körperstellen parallel waschen. Eine zweite Person nur bei adipösen, schwer kranken oder verwirrten Patienten hinzuziehen, wenn diese nicht alleine gelagert werden können
- Während der Maßnahme Zeit haben für den Patienten und ihn keinesfalls wegen anderer Verrichtungen (z. B. Blutdruckmessen im Nachbarzimmer) allein lassen
- Methode der Ganzkörperwäsche festlegen, z. B. die beruhigende Ganzkörperwäsche eher abends, die belebende morgens durchführen (▶ 6.2)
- Die eigenen Utensilien des Patienten bevorzugt verwenden
- Nur die Körperregion aufdecken, die gerade gewaschen wird; das partielle Aufdecken wahrt das Schamgefühl (▶ 1.1) des Patienten und schützt ihn vor Auskühlung

- Im Bett immer ein Handtuch unter das zu waschende Körperteil legen, damit die Bettwäsche nicht nass wird
- Individuelle Waschrituale und Gewohnheiten des Patienten berücksichtigen
- Wassertemperatur erfragen, Wasser ggf. während des Waschen nochmals erwärmen
- Die Hände und Füße des Patienten möglichst ganz ins Wasser tauchen.

Bei der Ganzkörperwaschung beachten
- Die Reihenfolge bei der Ganzkörperwaschung richtet sich nach der individuellen Patientensituation, seinen Wünschen und Bedürfnissen und hygienischen Notwendigkeiten
- Um die Körperwahrnehmung des Patienten zu fördern, mit angemessenem Druck und in langen Zügen waschen; so kann der Patient z. B. seinen Arm von der Schulter bis zu den Fingern im Ganzen erfahren; Hautkontakt möglichst wenig unterbrechen
- Während der Unterstützung bei der Körperpflege Patienten nicht allein lassen; dies darf nur in Ausnahmesituationen bei kreislaufstabilen Patienten erfolgen, wenn die Rufanlage sich in Reichweite befindet
- Wird eine Waschlotion verwendet, wird diese mit klarem Wasser wieder abgewaschen (z. B. mit einer zweiten Waschschüssel); verseiftes Wasser wird zwischendurch gewechselt.

Hygienerichtlinien beachten
- Zu Beginn und zum Abschluss der Waschung die Hände desinfizieren; eine **Händedesinfektion** (▶ 3.2.1) ist auch notwendig nach Kontakt mit Ausscheidungen, vor und nach der Intimpflege, vor der Entnahme frischer Wäsche oder Pflegeutensilien aus Vorratsschränken
- Einmalschürze (▶ 3.3) tragen und nach jedem Patienten wechseln, um die Gefahr der Keimverschleppung zu minimieren
- Waschwasser, Waschlappen und Handtuch vor der Intimpflege wechseln
- Vorschriften über das Tragen von **Handschuhen** (▶ 3.4) beachten; bei der Ganzkörperwaschung sollten Handschuhe möglichst nur während der Intimpflege oder bei infektiösen Hauterkrankungen, z. B. Fußpilz, angezogen werden. Körperpflege mit Handschuhen widerspricht den Prinzipien der **Basalen Stimulation** (▶ Kap. 6)
- Bei infektiösen Hauterkrankungen, z. B. Hautpilz, den betroffenen Körperteil zuletzt waschen und getrennte Utensilien verwenden (möglichst Einmalartikel)
- Keine Seifenstücke für die Körperpflege verwenden; sie weichen auf und bleiben lange feucht, was eine Keimbesiedelung fördert
- Waschschüssel und Nachtschränkchen nach der Körperpflege entsprechend dem Hygienestandard reinigen bzw. desinfizieren (▶ 3.5.1)
- Bei abwehrgeschwächten und infektiösen Patienten Handtücher nach Gebrauch wechseln

- **Neugeborene:** Im Inkubator „reine" Utensilien durch die seitlichen Klappen in den Inkubator legen, benutzte Utensilien an das Fußende legen und von dort über die Klappe entsorgen.

Waschen des Gesichts
Das **Gesicht** ist sehr empfindlich und erfordert daher eine behutsame Behandlung:
- Syndet nur auf Wunsch des Patienten verwenden, Augen aber aussparen
- Zur Gesichtswaschung dem Wasser keine ätherischen Öle zusetzen
- Beim Waschen der Augen vom äußeren zum inneren Augenwinkel wischen (in Richtung des Tränenflusses)
- Zuerst Gesicht von der Stirn über die Wangen zum Kinn, dann Nase und Mundpartie waschen und abtrocknen
- Ohrmuscheln und hinter den Ohren waschen und abtrocknen
- Gegebenenfalls Gesicht nach der Reinigung eincremen.

ACHTUNG
Kinder niemals unbeaufsichtigt auf dem **Wickeltisch** lassen. Ist vor dem An- oder Auskleiden von Säuglingen und Kleinkindern vergessen worden, z. B. ein Kleidungsstück oder eine Windel bereitzulegen, so nehmen die Pflegenden das Kind entweder mit, wenn sie diesen Gegenstand holen oder rufen eine andere Person herbei.

Waschen des Oberkörpers und der Extremitäten
- Hemd des Patienten ausziehen und über den Oberkörper legen
- Dem Waschwasser nicht von Anfang an Waschlotion zusetzen, sondern diese gezielt (z. B. beim Waschen unter den Achseln) einsetzen und in einer kleinen Menge auf den Waschlappen geben
- Hals, Achselhöhlen, Arme und Hände waschen und trocknen; in Falten und Fingerzwischenräume besonders auf Trockenheit achten, um einem Intertrigo (*Intertrigoprophylaxe*, ▶ 8.2) vorzubeugen; bei Säuglingen besonders auf Trockenheit in der Halsfalte achten
- Brustkorb und Bauch waschen und trocknen; dabei auch Bauchnabel inspizieren und ggf. mit ölgetränktem Watteträger reinigen; bei Neugeborenen sorgfältige Nabelpflege durchführen
- Das Waschen des Rückens ist davon abhängig, ob sich der Patient aufsetzen oder ohne großen Aufwand drehen kann; manche Patienten dürfen nicht gedreht werden (z. B. bei Verletzungen der Wirbelsäule). Wenn der Patient beim Umlagern starke Schmerzen hat oder nur zu zweit gedreht werden kann, wäscht die Pflegende Rücken und Gesäß, nachdem sie den vorderen Körper gewaschen hat, und wechselt dabei dann auch das Bettlaken
- Bei Bedarf Hautpflege durchführen
- Frische Kleidung anziehen
- Gegebenenfalls Schlafanzughose ausziehen

- Beine waschen; dabei können pflegerische Maßnahmen kombiniert werden, z. B. das Ausstreichen der Beine zur **Thromboseprophylaxe** oder das Waschen in Haarwuchsrichtung bei der beruhigenden Ganzkörperwaschung (▶ 6.2)
- Füße und Zehenzwischenräume inspizieren, reinigen und gründlich abtrocknen, damit sich kein Fußpilz bildet. Bei Säuglingen bei Bedarf die Fußnägel schneiden, damit das Kind später nicht erneut entkleidet werden muss.

Waschen des Genitalbereichs/Intimpflege

Ein Wasserwechsel vor dem **Waschen des Intimbereichs** ist sinnvoll und konsequent, weil auch Waschlappen und Handtuch gewechselt werden. Besonders bei Patienten mit einem transurethralen Blasenverweilkatheter besteht die Gefahr, dass Keime aus anderen Körperregionen (z. B. bei Fußpilz oder Intertrigo) in den Intimbereich gebracht werden und das Risiko für eine Blasenentzündung zusätzlich erhöhen. Außerdem stellt der Wasserwechsel keinen großen zeitlichen Aufwand dar.

Beim Waschen des Genitalbereichs trägt die Pflegende Einmalhandschuhe. Wegen der Gefahr der Keimverschleppung werden Einmalwaschlappen verwendet bzw. Stoffwaschlappen nach der Intimtoilette in die Wäsche gegeben. Auch das Handtuch wird nach dem Abtrocknen in die Wäsche gegeben, um eine Verschleppung von Darmkeimen zu vermeiden.

Bei Mann und Frau wäscht die Pflegende zunächst den Bauch vom Nabel abwärts, die Leisten und die Innenseiten der Oberschenkel und trocknet dann ab. Dann dreht sie den Waschlappen auf die andere Seite oder „auf links" und wäscht nun den eigentlichen Intimbereich.

Intimpflege bei der Frau
- Beine aufstellen und spreizen lassen
- Kleine Schamlippen spreizen und Harnröhrenöffnung und Vaginaleingang waschen
- Große Schamlippen spreizen und die kleinen Schamlippen waschen
- Große Schamlippen waschen
- Wenn die Intimpflege nicht möglich bzw. erlaubt ist, Genitalspülung durchführen
- Das **Waschen von „innen" nach „außen"** verhindert, dass Keime in den Harnröhren- und Vaginaleingang gebracht werden
- Den Intimbereich stets von der Symphyse zum Anus, also **von vorne nach hinten** waschen, um eine Keimverschleppung zu verhindern
- Der Waschlappen kann auf der Hand gedreht oder „auf links" gedreht werden, damit immer wieder mit der sauberen Stelle gewaschen wird.

Intimpflege beim Mann
- Vorhaut ganz zurückziehen, Harnröhreneingang und Eichel waschen, trocknen und Vorhaut wieder zurückschieben, um eine Paraphimose zu verhindern

- Penisschaft zum Körper hin und Hodensack in Richtung Gesäß waschen und trocknen.

ACHTUNG
Bei Kindern ist eine physiologische *Phimose* (Verengung der Vorhaut) bis zum Ende des 2. Lebensjahrs normal. Die Vorhaut darf daher nicht zurückgezogen werden, da dies zu Einrissen und Vernarbungen führen kann.

Waschen des Gesäßes
Zum **Waschen des Gesäßes** im Bett wird der Patient meistens auf eine Seite gedreht. Die Pflegende beginnt mit dem Waschen des Gesäßes und wäscht dann erst den Anus, um keine Darmkeime in die Umgebung zu verteilen. Um zu verhindern, dass Darmbakterien in den vorderen Intimbereich gelangen, wird der Anus in Richtung Steißbein gewaschen.
Wird der Patient zur Seite gedreht, ist der Teil des Gesäßes unzugänglich, auf dem er liegt. Nicht vergessen, nach erneuter Drehung auch diesen Teil zu waschen und die Haut zu beobachten.

Nachsorge
Zum **Abschluss der Ganzkörperwaschung** wird der Patient beim Ankleiden (▶ Kap. 10) und Frisieren (▶ 4.3.11) unterstützt. Danach werden Materialien und Nachtschränkchen nach den Hygienevorgaben aufgeräumt und aufbereitet (▶ 3.5) und die persönlichen Dinge des Patienten wieder aufgestellt. Im Dokumentationssystem notiert die Pflegende die durchgeführten Pflegehandlungen und evtl. Besonderheiten.

Blick zurück
Bevor sich die Pflegende dem nächsten Patienten zuwendet, vergewissert sie sich, dass der Patient gut versorgt ist:
- Alle zu- und ableitenden Systeme sind in korrekter Position und Funktion (z. B. Infusion wurde nach dem Ankleiden wieder angestellt, Ableitungsschlauch des Blasenkatheters ist nicht abgeknickt)
- Monitorüberwachung ist eingeschaltet und die akustischen Alarmgrenzen sind korrekt eingestellt
- Der Patient kann etwas zu trinken erreichen (sofern er nicht nüchtern bleiben muss)
- Der Patient hat die Rufanlage in greifbarer Nähe und kann sie auch betätigen
- Der Patient liegt richtig und bequem
- Der Patient kann eine Hilfe zum Aufrichten erreichen
- Der Patient kann seine persönlichen Dinge auf dem Nachttisch bequem erreichen
- Bei Säuglingen und Kleinkindern ist das Bettgitter hochgezogen und eingerastet
- Bei Inkubatoren und Wärmebetten sind alle Klappen geschlossen.

4.3.2 Unterstützung bei der Körperpflege im Bett/ Teilwaschung im Bett

Definition

Unterstützung bei der **Körperpflege im Bett** („Waschwasser stellen"): Hilfe bei der Körperpflege für Patienten, die weitgehend selbstständig sind, aber das Bett nicht verlassen dürfen oder können, z. B. frisch operierte Patienten.

Sofern es die Erkrankung des Patienten erlaubt, stellt die Pflegende das Kopfteil des Bettes hoch und richtet alle benötigten Utensilien auf dem Nachttisch des Patienten. Nachdem sie dem Patienten beim Ausziehen der Kleidung geholfen hat, wäscht sich der Patient soweit er kann selbstständig im Bett. Die Pflegende übernimmt die Körperpartien, die der Patient selbst nicht oder nur sehr schwer erreicht, z. B. Rücken, Beine und Füße.
Verlässt die Pflegende das Zimmer während der Patient sich wäscht, achtet sie darauf, dass er die Rufanlage gut erreichen kann. Ist der Patient fertig, räumt die Pflegende das gebrauchte Wasser und die Waschutensilien weg, unterstützt den Patienten, sich bequem zu lagern und lüftet ggf. das Zimmer.

4.3.3 Unterstützung bei der Körperpflege am Waschbecken

Definition

Unterstützung bei der **Körperpflege am Waschbecken** (Teilwäsche): Hilfe bei der Körperpflege für Patienten, die teilweise selbstständig sind und das Bett verlassen können. Mobilisation und Körperpflege werden sinnvoll verknüpft.

Hilfe bei der Körperpflege am Waschbecken ist häufig bei älteren Patienten und bei Patienten in der postoperativen Phase notwendig. Das Waschen am Waschbecken ist für die Patienten das Zeichen, dass es ihnen wieder besser geht. Daher unterstützen die Pflegenden Patienten dabei, sich so früh wie möglich am Waschbecken zu waschen.
Viele Patienten benötigen beim Gang zum Waschbecken Hilfe oder werden mit dem Rollstuhl dorthin gefahren. Bei der Mobilisation wird der Patient auf Zeichen der Kreislaufschwäche (z. B. Blässe, kalter Schweiß oder Schwindelgefühl) beobachtet. Die Sitzgelegenheit vor dem Waschbecken soll dem Patienten Sicherheit bieten (Stuhl mit Armlehnen) und wird von der Pflegenden mit einem Handtuch oder Stecklaken abgedeckt. Danach vergewissert sich die Pflegende, dass alle Sonden, Drainagen und Kathetersysteme sicher und korrekt angebracht sind. Sie überprüft, ob der

Patient alle benötigten Utensilien erreichen kann, schließt die Badezimmertür bzw. zieht den Vorhang am Waschplatz zu. Bleibt der Patient vorübergehend alleine, platziert die Pflegende die Rufanlage in Reichweite des Patienten. Dies darf nur bei kreislaufstabilen und orientierten Patienten erfolgen.

Der Patient wäscht sich so weit wie möglich selbst. Nicht erreichbare Körperpartien übernimmt die Pflegende.

Die Intimpflege wird nur dann am Waschbecken durchgeführt, wenn der Patient sicher stehen kann. Ansonsten empfiehlt es sich, diese vorher im Bett durchzuführen.

Nach der Körperpflege wird der Patient ggf. beim Anziehen unterstützt. Alle Materialien werden wieder aufgeräumt. Danach sorgt die Pflegende dafür, dass das Waschbecken für den nächsten Patienten sauber ist.

4.3.4 Duschen

Duschen empfinden die meisten Patienten als angenehmer als Waschen, weil ihr Körper dabei nicht nur befeuchtet, sondern richtig nass wird. Vorteil des Duschens ist, dass „Schmutz" und Waschlotion gleich weggespült werden und nur ein Drittel des beim Baden benötigten Wassers erforderlich ist. Außerdem regt Duschen den Kreislauf an, besonders wenn die Maßnahme mit kühlem Wasser abgeschlossen wird.

Beim Duschen beachten:
- Rutschfeste Unterlage in die Dusche legen
- Für Patienten, die nicht sicher stehen können, rutschfesten Stuhl oder Hocker in die Duschwanne stellen
- Rufanlage erreichbar positionieren
- Selbstständige Patienten allein duschen lassen
- Auf Haltegriffe hinweisen.

Patienten, die nicht stehen oder selbstständig Sitzen können, werden mit einem Badelifter in der Badewanne geduscht.

In der häuslichen Pflege haben viele Wohnungen nur eine Badewanne und keine Dusche. In diesem Fall hat sich ein drehbarer Wannensitz bewährt, der auf dem Wannenrand aufliegt oder befestigt wird und das Abduschen des Pflegebedürftigen im Sitzen ermöglicht.

Vorbereitung des Raums
- Rechtzeitig vorher für eine angenehme Raumtemperatur sorgen (Fenster schließen, ggf. Heizung höher stellen)
- Hocker oder herunterklappbare Sitzfläche mit einem Handtuch abdecken
- „Besetzt"-Schild an der Badezimmertür anbringen, um Störungen während des Duschens zu vermeiden
- Genügend Handtücher und frische Wäsche vorher in das Badezimmer bringen, ggf. Handtücher zum Vorwärmen auf die Heizung legen
- Duschgel, ggf. Shampoo, Waschlappen und rutschfeste Unterlage in Griffnähe bereitlegen.

Vorbereitung des Patienten
- Maßnahme rechtzeitig vorher mit dem Patienten besprechen und in den Tagesablauf einplanen
- Ablauf und weitere Maßnahmen, z. B. Zähne putzen, Rasur, besprechen
- Vor dem Duschen Blasen- und Darmentleerung anbieten.

Durchführung
Die **Durchführung** richtet sich nach den Ressourcen des Patienten.
- Die Pflegende begleitet den Patienten zu Fuß in die Dusche oder fährt ihn mit dem Toilettenstuhl hin; bei Bedarf wird er auf einen Duschhocker oder auf den Duschsitz umgesetzt
- Sie unterstützt den Patienten beim Ausziehen der Kleidung
- Dusche anstellen und Wassertemperatur einstellen; mit der Hand Temperatur testen und dann vom Patienten prüfen lassen
- Wasserstrahl mit nicht zu viel Druck von unten nach oben wandern lassen; ggf. kann der Patient die Dusche auch selbst halten
- Patient die notwendige Unterstützung anbieten, z. B. beim Waschen der Beine und des Intimbereichs
- Erst zum Schluss die Haarwäsche durchführen; wenn der Patient möchte, kann er sich einen Waschlappen vor die Augen halten
- Patienten fragen, ob er zur Kreislaufanregung zum Abschluss das Wasser etwas kälter haben möchte.

Merke
Pflegende achten darauf, dass das Duschen **nicht zu lange** dauert. Die Dauer hängt von der Belastbarkeit des Patienten ab. Er wird während des Duschens genau beobachtet und nach seinem Befinden befragt.

Nachbereitung
- Zunächst zügig den Körper abtrocknen, da dem Patienten durch die Verdunstungskälte kalt ist, dann gründlich die Hautfalten nachtrocknen
- Anschließend eine an die Hautsituation angepasste Hautpflege durchführen
- Patienten beim Ankleiden behilflich sein
- Patienten zum Waschbecken begleiten und dort Haare föhnen und kämmen
- Patienten wieder in das Bett oder z. B. an den Tisch helfen
- Anschließend Bad aufräumen: Duschstuhl desinfizieren, Wäsche entsorgen, Dusche lüften, „Besetzt"-Schild entfernen.

Ist der Patient noch nicht so belastbar, kann die Maßnahme auch abgekürzt werden. Das Anziehen muss z. B. nicht direkt nach dem Duschen erfolgen. Der Patient kann zunächst in seinen Bademantel gehüllt und dann ins Bett gebracht werden, um sich auszuruhen. Gegebenenfalls kann auch erst im Bett z. B. die Intimtoilette durchgeführt werden, wenn der Patient schlecht stehen kann.

Hautbeobachtung

Während der Dusche bietet sich die Gelegenheit, die Haut des Patienten sorgfältig zu inspizieren und den Hautzustand zu beurteilen. Gegebenenfalls müssen die Pflegemittel des Patienten (Duschgel, Körperlotion) dahingehend geprüft werden, ob sie für seine Hautsituation geeignet sind.

4.3.5 Ganzkörperdusche im Bett

Bettduschsysteme ermöglichen schwer kranken, bewegungseingeschränkten Patienten eine **Ganzkörperdusche** im Bett. Das Bettduschsystem besteht aus einem fahrbaren Dusch- und Abwasserwagen, bei dem ein Thermostat die Wassertemperatur im Frischwasserbehälter reguliert. Eine wasserdichte Matratzenauflage mit integriertem Abfluss wird am oberen sowie am unteren Bettende eingehängt und zur Wanne umgeformt.

Für die Dusche im Bett ist das Umbetten des Patienten nicht notwendig, weil die wasserdichte Matratzenauflage wie ein Bettlaken unter ihn gelegt wird. Durch eine integrierte Abflusseinrichtung fließt das Duschwasser in den Abwasserschlauch und von dort aus in den Schmutzwasserbehälter. Dieser wird nach Gebrauch in die Toilette entleert und mit Desinfektionslösung desinfiziert.

Bevor das Wasser den Patienten berührt, testet die Pflegende mit der Hand die Temperatur. Dann beginnt sie vorsichtig zuerst an den Händen oder Füßen des Patienten, um ihn auf die Maßnahme vorzubereiten. Dabei achtet sie auf Reaktionen (Gestik, Mimik), falls der Patient sich nicht verbal äußern kann.

Nach der Ganzkörperdusche wird die Matratzenauflage wie ein Leintuch aus dem Bett entfernt, der Patient hierzu auf die Seite gedreht und anschließend sorgfältig abgetrocknet.

4.3.6 Baden

Das **Baden** erfüllt verschiedene Aufgaben:
- Hautreinigung
- Hautpflege, z. B. Öl- oder Kleiebäder
- Therapie, medizinische Bäder und Teilbäder in der physikalischen Therapie, z. B. Wechselfußbad bei Durchblutungsstörungen, Handbad bei Panaritium
- Entspannung
- Förderung des Wohlbefindens.

Bei folgenden Erkrankungen dürfen Patienten in der Regel nicht baden:
- Offene Wunden
- Schädelhirnverletzungen
- Infektionen
- Nach Operationen
- Herz- und Kreislauferkrankungen.

ACHTUNG

Bei Patienten mit **Herz- und Kreislauferkrankungen** darf ein Vollbad nur nach Rücksprache mit dem Arzt durchgeführt werden, denn bereits die physiologischen Kreislaufreaktionen können zu Komplikationen führen.

Die oberflächlichen Blutgefäße weiten sich bei höherer Wassertemperatur, Blut „versackt" in der Peripherie. In der Folge fällt der Blutdruck ab und die Herzfrequenz steigt kompensatorisch an. Die Atmung wird gesteigert, um den erhöhten Sauerstoffbedarf zu decken. Bei bekannter Herz- und Kreislauferkrankung lassen die Pflegenden den Patienten daher nur kurz bei niedriger Temperatur (35 °C) baden.

Der Wasserdruck *(hydrostatischer Druck)* erhöht den Rückstrom des Blutes zum Herzen, weil die oberflächlichen Beinvenen komprimiert werden. Dies ist insbesondere für Patienten mit Herzinsuffizienz gefährlich. Um Komplikationen zu verhindern, füllen die Pflegenden die Wanne bei älteren und schwachen Patienten nur bis zur Nabelhöhe.

Verhalten bei Komplikationen (z. B. Kollaps)
- Alarm auslösen
- Wasser ablaufen lassen
- Kopf des Patienten über Wasser halten
- Ist das Wasser abgelaufen, bei Kollaps Beine hochhalten
- Bei Kreislaufstillstand: Patienten aus der Wanne bringen und unverzüglich Reanimation einleiten.

Badezimmer

Ein zweckmäßig eingerichtetes **Badezimmer** enthält folgende Einrichtungsgegenstände:
- Von drei Seiten zugängliche Badewanne
- Verschiedene Halte- und Hebeeinrichtungen in/an der Badewanne
- Dusche, Sitzbadewanne, Toilette
- Sitz- und evtl. Liegemöglichkeit
- Waschbecken mit kippbarem Spiegel (für Patienten, die nicht stehen können)
- Rufanlage, die am besten mit einer Schnur über der Badewanne befestigt ist (häufig ist die Rufanlage an der Wand befestigt und somit im Notfall nicht für alle Patienten erreichbar)
- Schrank oder Regal für Badezusätze und Wäsche
- Patientenlifter.

Vor der Badewanne liegt eine rutschfeste Duschvorlage, die bei jedem Patienten gewechselt wird, in der Badewanne und Dusche befindet sich eine rutschfeste Badematte.

Zum Baden von Säuglingen gibt es spezielle Säuglingsbadewannen, die in der Klinik meist in eine Wickeleinheit mit Wärmelampe integriert oder im häuslichen Bereich einzeln aufstellbar sind.

Beim Baden beachten
- Patienten informieren, dass er die Badezimmertür nicht abschließen soll, damit im Notfall Hilfe hereinkommen kann; besser ein „Besetzt"-Schild außen an die Tür hängen
- Nicht unmittelbar nach dem Essen baden, sondern zwei Stunden warten
- Atmung, Puls, Hautfarbe und Ansprechbarkeit des Patienten beobachten, um Zwischenfälle schnell zu erkennen
- Falls der Patient allein gelassen wird, Klingel erreichbar hängen
- Vorsicht mit elektrischen Geräten (z. B. Föhn) im Badezimmer; in der nassen Umgebung besteht die Gefahr eines Stromschlags.

ACHTUNG
Kleinkinder nie unbeaufsichtigt im Badezimmer bei einlaufendem Badewasser und nie unbeobachtet in der Badewanne lassen, da sie im Badewasser ertrinken könnten.

Unterstützung des Patienten beim Baden
Die Vorbereitungen des Raums und des Patienten entsprechen denen beim Duschen (▶ 4.3.4). Zusätzliche Vorbereitungen sind:
- **Vitalzeichen kontrollieren.** Meist freut sich der Patient auf ein Bad, da eine Reinigung in der Badewanne angenehmer und wohltuender ist als im Bett bzw. am Waschbecken. Pflegende baden ihn aber nur bei stabilem Kreislauf und gutem Allgemeinbefinden
- **Blase und Darm entleeren lassen.** Vor dem Baden geben die Pflegenden dem Patienten die Möglichkeit, Blase und Darm zu entleeren. Sie reinigen stuhlinkontinente Patienten vor dem Baden. Bei Säuglingen messen die Pflegenden in diesem Zusammenhang bei Bedarf die Körpertemperatur rektal
- **Gewichtskontrolle.** In vielen Krankenhäusern ist es üblich, Säuglinge täglich zu wiegen, da sie gerade durch Krankheit an Gewicht verlieren können. Um Gewichtsunterschiede genau festzustellen, werden Säuglinge unbekleidet gewogen. Es bietet sich daher an, sie beim Waschen oder vor dem Baden zu wiegen, wenn sie ohnehin unbekleidet sind
- **Wassertemperatur prüfen.** Vor dem Baden fragen die Pflegenden den Patienten nach der gewünschten Wassertemperatur oder füllen 35–38 °C warmes Wasser ein, das von den meisten Patienten als angenehm empfunden wird, und lassen es dann vor dem Einsteigen in die Wanne vom Patienten prüfen. Beim Säuglingsbad lassen die Pflegenden Wasser mit einer Temperatur von knapp 38 °C in die Badewanne ein; bis der Säugling in der Wanne ist, hat sich das Wasser auf etwa 37 °C abgekühlt. Pflegende kontrollieren die Wassertemperatur unmittelbar bevor sie den Säugling ins Wasser geben; zum Schluss geben sie den gewünschten oder verordneten Badezusatz dazu.

4.3 Methoden der Körperpflege

Merke

Die Haut von Säuglingen ist einerseits empfindlich, andererseits sind Säuglinge in der Regel nicht „schmutzig" – das Bad dient vielmehr ihrem Wohlbefinden. Daher verzichten die Pflegenden ganz auf Badezusätze. Bevor sie den Säugling ins Wasser geben, waschen sie mit einem nassen Waschlappen das Gesicht des Kindes außerhalb der Wanne.

Durchführung
- **Beim Einstieg in die Wanne helfen.** Der Patient sitzt auf einem Stuhl hinter der Badewanne oder auf dem Badewannenrand. Dann hilft ihm die Pflegende, seine Beine über den Rand der Badewanne zu heben. Empfindet der Patient die Wassertemperatur an den Beinen als angenehm, gleitet der Patient mithilfe der Pflegenden in die Badewanne
- **Lifter einsetzen.** Patienten, die nur wenig mithelfen können, werden mit einem Patientenlifter in die Badewanne gehoben. Diese Methode ist für den Patienten sicherer und für die Pflegenden rückenschonender als das Einsteigen in die Badewanne ohne Lifter
- **Mit Teilbad beginnen.** Das Wasser lassen die Pflegenden zunächst nur bis zur Nabelhöhe des Patienten ein. Um Komplikationen vorzubeugen, lassen sie das Wasser erst nachlaufen, nachdem der Patient in der Wanne sitzt; dabei achten sie darauf, dass das Wasser nicht zu heiß ist (Thermometer)
- **Körperpflege durchführen.** Während der Patient badet, geben die Pflegenden ihm Hilfestellungen bei der Haar- und Körperpflege, sofern dies erforderlich ist. Bei Erwachsenen oder größeren Kindern beträgt die Badezeit ca. 10–20 Min.; beim Säugling wird das Bad bereits nach etwa 5–10 Min. beendet, um eine Auskühlung zu vermeiden
- **Abschließend duschen.** Wasser ablassen; Patienten dabei kurz abduschen, um Schmutz- und Seifenreste abzuwaschen. Falls der Patient einverstanden ist, das Reinigungsbad mit einer kalten bzw. kühleren Dusche beenden, um den Kreislauf anzuregen
- **Beim Aussteigen aus der Wanne helfen.** Die Pflegende unterstützt den Patienten beim Ausstieg aus der Wanne und achtet darauf, dass der Patient nicht ausrutscht.

Nachsorge
- Patienten zügig abtrocknen und ihm ggf. beim Anziehen behilflich sein. Im Anschluss an das Bad soll der Patient eine Stunde ruhen
- Die Pflegende räumt die Materialien auf, reinigt und desinfiziert die Badewanne und dokumentiert anschließend die Maßnahme sowie die Beobachtungen.

Handling eines Säuglings in der Badewanne

Die Pflegende lässt den **Säugling** langsam in die Badewanne gleiten, indem sie mit einer Hand die Schulterpartie, mit der anderen den unteren Rücken unterstützt. Damit der Säugling nicht erschrickt, gleiten zuerst die Beine und dann das Gesäß ins Wasser. Als Rechtshänder umfasst die Pflegende mit der linken Hand von hinten das linke Schultergelenk des Säuglings, dabei liegt der Kopf des Kindes auf ihrem Unterarm. Der Körper schwimmt frei im Wasser.

Sind Hals, Hände, Arme, Brust, Bauch und Genitale des Kindes gewaschen, dreht die Pflegende den Säugling. Sie umfasst dazu mit der rechten Hand von vorne das linke Schultergelenk. Der rechte Daumen liegt nun vor der Schulter, die Finger der Pflegenden sind gespreizt und halten den Rücken des Kindes. Als nächstes wechselt die linke Hand der Pflegenden zum rechten Schultergelenk und fasst dieses von vorn. Dann dreht sie das Kind zu sich, sodass die Brust des Säuglings auf dem linken Unterarm der Pflegenden liegt. Der linke Arm des Kindes liegt dabei über dem Arm der Pflegenden. Nach dem Waschen von Rücken und Gesäß wird der Säugling in gleicher Weise wieder auf den Rücken gedreht.

ACHTUNG

Die Pflegende achtet darauf, dass sich das **Gesicht des Kindes immer über dem Wasser** befindet und nicht der Hals, sondern die Schultern des Säuglings auf dem Unterarm der Pflegenden liegen. Sie dreht den Säugling immer zu sich hin, niemals in die andere Richtung, da sonst die Gefahr besteht, dass das Kind ins Wasser rutscht. Bei Unsicherheit sollte ggf. auf das Drehen verzichtet werden.

Badezusätze mit Vorsicht verwenden!

Nicht alle **Badezusätze** (▶ Tab. 4.5) gehören zu der Gruppe der harmlosen Duftstoffe, die nur das Wohlbefinden steigern.

Bei bekannten Allergien muss entweder ganz auf Badezusätze verzichtet oder der Arzt befragt werden. Während des Badens ist in jedem Fall auf Hautreaktionen wie Rötungen oder Juckreiz sowie auf Äußerungen des Patienten zu achten.

Tab. 4.4 Anwendungsmöglichkeiten für Teil- und Vollbäder. Sie dienen therapeutischen Zwecken und unterscheiden sich insbesondere durch Temperatur, Dauer, Wassermenge und Badezusätze.

Badeart	Indikationen und Kontraindikationen (Bsp.)	Durchführung
Warmes Vollbad	• Unruhe • Muskelverspannungen • Spastische Lähmungen • Kontrakturen	• Wie Reinigungsbad, Wassertemperatur: ca. 37 °C

Tab. 4.4 Anwendungsmöglichkeiten für Teil- und Vollbäder. Sie dienen therapeutischen Zwecken und unterscheiden sich insbesondere durch Temperatur, Dauer, Wassermenge und Badezusätze. *(Forts.)*

Badeart	Indikationen und Kontraindikationen (Bsp.)	Durchführung

Heißes Vollbad	• Erkältungskrankheiten
	• Muskelkater
	• Kontraindikationen:
	  – Herz- und Kreislauferkrankungen
	  – Arterielle und venöse Gefäßerkrankungen
		• Nur auf ärztliche Anordnung
		• Wassertemperatur: ca. 40 °C
		• Badedauer max. 15 Min.
		• Während und nach dem Bad Kreislauf überwachen (Kollapsgefahr)

Sitzbad	• Förderung der Wundheilung bei
	  – Hämorrhoidenoperationen
	  – Operation von Phimosen
	  – Analfissuren
	  – Gynäkologische Erkrankungen
		• Sitzbadewanne etwa zur Hälfte mit Wasser füllen (38–40 °C), Badedauer 10–20 Min. (Arztanordnung bzw. Patientenempfinden)
		• Zur Wundheilung auf Arztanordnung desinfizierende Badezusätze zugeben
		• Sorgfältige Desinfektion; Einwirkzeit einhalten, bevor der nächste Patient die Sitzbadewanne benutzt

Handbad	• Finger- und Handversteifungen • Panaritium • Im Rahmen der Ganzkörperwaschung • Vor dem Schneiden der Fingernägel	• Ganze Hand in warmes Wasser (Waschschüssel oder Waschbecken) tauchen und bewegen lassen • Wassertemperatur: ca. 37 °C
Armbad	• Durchblutungsstörungen • Vorbereitung zur Venenpunktion	• Arm in einer Waschschüssel oder im Waschbecken baden lassen, Badedauer als kaltes Bad 30 Sek. (reaktive Hyperämie), als warmes Bad 10–15 Min. • Beim warmen Bad liegt die Anfangstemperatur bei ca. 36 °C, dann Temperatur auf ca. 42 °C steigern und möglichst konstant halten

Tab. 4.4 Anwendungsmöglichkeiten für Teil- und Vollbäder. Sie dienen therapeutischen Zwecken und unterscheiden sich insbesondere durch Temperatur, Dauer, Wassermenge und Badezusätze. *(Forts.)*

Badeart	Indikationen und Kontraindikationen (Bsp.)	Durchführung
Warmes Fußbad	• Kalte Füße • Distorsion (Zerrung der Gelenkbänder) • Im Rahmen der Ganzkörperwaschung • Vor dem Schneiden der Zehennägel	• Wassertemperatur liegt zu Beginn bei ca. 36 °C, dann auf ca. 42 °C steigern (warmes Wasser zufügen) • Bad nach ca. 15–20 Min. mit kalter Fußwaschung beenden
Wechselfußbad	• Gefäßtraining bei venösen Gefäßerkrankungen • Kontraindikation: Arterielle Verschlusskrankheit	• Zwei Eimer richten, einen mit 40 °C heißem, einen mit 20 °C kaltem Wasser • Mit warmem Fußbad (etwa 2 Min.) beginnen • Dann Füße 10–20 Sek. in das kalte Wasser tauchen • Vorgang dreimal wiederholen • Mit kaltem Wasser beenden

Tab. 4.5 Hauptwirkung bekannter pflanzlicher Badezusätze.

Wirkung	Badezusätze
Schmerzstillend	Heublumen
Beruhigend	Arnika, Fichtennadel, Jasmin, Kleie, Lavendel, Orangenblüten
Entzündungshemmend	Arnika, Fichtennadel, Kamille, Thymian, Wacholder
Krampflösend	Heublumen
Durchblutungsfördernd	Kleie, Kohlensäure, Rosmarin
Desinfizierend	Kamille, Rosmarin, Salbei, Schwefel
Belebend	Basilikum, Kohlensäure, Rosmarin, Schwefel
Fiebersenkend	Eukalyptus, Kampfer, Melisse, Pfefferminze

4.3.7 Rasur und Bartpflege

Die **Rasur** erfolgt meist vor dem Waschen des Gesichts, da nach der Nassrasur Rückstände des Rasierschaums beim anschließenden Waschen des Gesichts entfernt werden. Individuelle Gewohnheiten des Patienten werden dabei berücksichtigt.

Bei vielen Männern gehört die tägliche Rasur zur Gesichtspflege. Kann der Patient die Rasur nicht mehr selbstständig durchführen, ermöglichen ihm die Pflegenden, die Maßnahme in einem Spiegel mitzuverfolgen und beziehen ihn so weit wie möglich in den Vorgang ein. Bei Bartträgern gehört das Bartkämmen zur täglichen Gesichts- bzw. **Bartpflege**.

Nassrasur

Zur **Nassrasur** cremt die Pflegende die entsprechende Gesichtspartie des Patienten mit Rasierschaum ein. Danach spannt sie die Haut mit einer Hand. Die andere Hand entfernt die Haare mit einem Rasierer (z.B. Einmalrasierer oder Rasierer des Patienten), und zwar mit kurzen Bewegungen mit der Haarwuchsrichtung. Nach der Rasur wird die Haut mit einem Waschlappen von Rasierschaumresten gesäubert und auf Wunsch des Patienten Rasierwasser aufgetragen. Der hohe Alkoholgehalt (70–80%) desinfiziert und beugt Entzündungen vor. Die Nassrasur erfordert Geschick und Übung, entfernt die Bartstoppeln aber gründlicher als die Trockenrasur. Bei Patienten, die blutgerinnungshemmende Arzneimittel wie Marcumar® einnehmen, wird wegen der Blutungsgefahr keine Nassrasur durchgeführt.

Trockenrasur

Die **Trockenrasur** mit dem Elektrorasierer ist weniger aufwändig. Aus hygienischen Gründen wird nur der Rasierapparat des Patienten verwendet. Die Barthaare müssen trocken sein, weil nasse Haare das Scherblatt verkleben würden. Nach Gebrauch des Rasierapparats wird der Rasierkopf geöffnet und mittels eines speziellen Pinsels gesäubert.
Hat der Patient keinen eigenen Rasierapparat und wird ein stationseigener verwendet, müssen nach der Rasur abnehmbare Teile in Desinfektionslösung eingelegt und die übrigen Teile wischdesinfiziert werden.

> **Merke**
>
> Frauen mit auffälliger Gesichtsbehaarung dürfen nicht ohne ihr Einverständnis rasiert werden, da die Haare dann ohne Spitze nachwachsen und dadurch dicker erscheinen.

4.3.8 Augenpflege

Beim gesunden Menschen schützen Augenlider und Tränenflüssigkeit das Auge, sie reinigen es kontinuierlich und halten es feucht. Deshalb ist keine spezielle Augenpflege notwendig. Die Augen werden im Rahmen der Gesichtspflege mit einem sauberen Waschlappen von außen nach innen gewaschen. Eine spezielle **Augenpflege** ist notwendig, um

- Eine drohende Austrocknung der Hornhaut zu verhindern, wenn der Lidschlag fehlt, z.B. durch das Anlegen eines Uhrglasverbands, bei Bewusstlosigkeit oder einer Fazialislähmung
- Verklebungen und Verkrustungen an Lidern und Wimpern zu lösen, z.B. bei Entzündungen und vermehrter Sekretion
- Fremdkörper zu entfernen und das Auge zu reinigen
- Augenprothesen *(künstliches Auge)* und Kontaktlinsen zu reinigen

- Augentropfen und -salben nach ärztlicher Anordnung bei Augenerkrankungen bzw. nach Augenoperationen zu verabreichen.

Lösen von Verklebungen und Verkrustungen

Vorbereitung der Materialien
- Kleine, sterile Mullkompressen
- Gegebenenfalls steriler Einmalhandschuh
- Sterile Reinigungs- oder Spüllösung, z. B. NaCl 0,9 % in einer Ampulle oder in einer Spritze aufgezogen. Die Lösung sollte Raumtemperatur haben bzw. leicht angewärmt werden, da die Reinigung der Augen für den Patienten sonst unangenehm ist
- Nach Arztanordnung Augentropfen oder -salbe, sofern sie unmittelbar nach der Reinigung des Auges appliziert werden sollen
- Händedesinfektionsmittel
- Abwurf.

Durchführung
- Patienten informieren und mit erhöhtem Oberkörper oder sitzend lagern, den Kopf nach hinten neigen (lassen)
- Säuglinge und Kleinkinder liegend lagern und Kopf festhalten
- Hygienische Händedesinfektion durchführen
- Sterile Kompressen öffnen und mit Reinigungs- oder Spüllösung tränken
- Gegebenenfalls sterilen Einmalhandschuh anziehen
- Augenlider, Lidspalt, Wimpern, Augeninnenwinkel und zuletzt die Umgebung mit mehreren Kompressen vom äußeren zum inneren Augenwinkel auswischen, ohne zu reiben; jede Kompresse nur einmal benutzen, um einer Keimverschleppung vorzubeugen
- Vorgang so lange wiederholen, bis das Auge sauber ist
- Auge trocken tupfen
- Tropfen oder Salben nach Arztanordnung applizieren.

Nachsorge
- Patienten bequem lagern
- Material aufräumen und die Verbrauchsmaterialien entsorgen
- Maßnahme dokumentieren
- Veränderungen am Auge dem Arzt mitteilen.

ACHTUNG
Das Auge ist ein sehr empfindliches Organ und es besteht stets eine **hohe Verletzungs- und Infektionsgefahr.** Deshalb bei der Augenpflege:
- Vorher und nachher die Hände sorgfältig desinfizieren
- Immer vom äußeren zum inneren Augenwinkel arbeiten, damit Sekrete ihren natürlichen Abflussweg finden
- Sanft und behutsam vorgehen.

4.3.9 Ohrenpflege

Die Ohren benötigen normalerweise keine besondere Pflege. Die Ohrmuscheln werden bei der Körperpflege gewaschen. Dabei werden natürliche Ablagerungen an der Ohrmuschel und am Gehörgang entfernt, die aus Hautzellen, Ohrenschmalz *(Cerumen)* und Staub bestehen. Wasser und Seife dürfen nicht ins Ohr dringen.

Der äußere Gehörgang reinigt sich normalerweise von selbst. Ohrenschmalz kann am Gehörgang vorsichtig mit einem Wattestäbchen entfernt werden (▶ Abb. 4.1). Dabei für jede Ohrmuschel ein separates Wattestäbchen verwenden, um eine mögliche Infektionsübertragung zu vermeiden.

Bei Säuglingen und Kleinkindern werden statt Wattestäbchen gedrehte Zellstofftupfer verwendet. Hartnäckige Ceruminalpfropfen werden nach Arztanordnung mit speziellen Medikamenten aufgelöst und ausgespült.

ACHTUNG
Wattestäbchen dürfen nie in den Gehörgang eingeführt werden, da die Verletzungsgefahr von Gehörgang und Trommelfell groß ist.

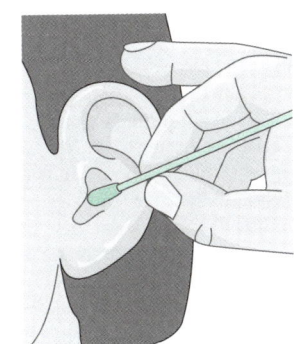

Abb. 4.1 Ohrenpflege am äußeren Gehörgang. Falls sich der Patient bewegen sollte, könnte der Watteträger zu tief eindringen. Deshalb wird zur Sicherheit der Mittelfinger gestreckt am Kopf abgestützt. So kann der Watteträger höchstens so weit eingeführt werden, bis der Mittelfinger das Ohr berührt. [L190]

Bei der **Ohrenpflege** beachten:
- Wenn Blut, Eiter oder klare Flüssigkeit (möglicherweise Liquor) aus dem Ohr fließen, das Ohr mit Kompressen steril abdecken und sofort den Arzt benachrichtigen
- Auch die Haut hinter der Ohrmuschel beobachten.

4.3.10 Nasenpflege

Der gesunde Mensch benötigt keine spezielle Pflege der Nase. Er reinigt sie, indem er in ein Taschentuch schnäuzt. Säuglinge und Kleinkinder reinigen ihre Nase durch häufiges Niesen. Für sie ist eine freie Nase wichtig, da sie fast ausschließlich durch die Nase atmen.

Eine spezielle **Nasenpflege** ist z. B. notwendig bei:
- Zähem Nasensekret und verborkter Nase
- Bewusstlosen Patienten
- Verletzungen der Nase

- Patienten mit nasalen Sonden (z. B. zur Ernährung oder Sauerstoffapplikation)
- Nasal intubierten Patienten.

Vorbereitung der Materialien
- Watteträger oder Wattestäbchen
- Zellstofftupfer
- Nasensalbe, z. B. Bepanthen®-Augen- und Nasensalbe
- Handschuhe
- NaCl 0,9 %
- Händedesinfektionsmittel
- Abwurf.

Durchführung
- Patienten informieren und mit leicht erhöhtem Oberkörper lagern
- Nase inspizieren
- Borken durch Einträufeln von NaCl 0,9 % aufweichen und jedes Nasenloch mit einem Watteträger reinigen; dabei Watteträger in der Mitte des Nasenlochs leicht drehend einführen und dann ebenfalls leicht drehend an der Nasenwand entlang aus der Nase herausziehen
- Bis zum Kleinkindalter sind die Nasenlöcher so klein, dass ein Watteträger sie vollständig ausfüllen würde. Sekret würde folglich weiter in die Nase hineingeschoben werden, statt es zu entfernen; daher wird anstatt eines Watteträgers ein gedrehter Zellstofftupfer benutzt
- Anschließend Salbe auf einen Watteträger auftragen und auf der Nasenschleimhaut verteilen.

4.3.11 Haarpflege und Haarwaschung im Bett

Definition

Haarpflege: Das Waschen, Kämmen und Föhnen der Haare (▶ 2.2.1) bei Patienten, die dies selbst nicht übernehmen können. Je nach Zustand des Patienten kann dies als Teil der Körperpflege unter der Dusche, am Waschbecken oder im Bett durchgeführt werden.

Bei der **Haarpflege** berücksichtigen die Pflegenden die Wünsche und Vorlieben des Patienten. Besonders einfühlsam gehen sie auf Patienten mit krankheitsbedingtem Haarausfall ein (z. B. aufgrund einer Zytostatikatherapie), die u. U. eine Perücke oder Mütze tragen.
Langes Liegen und ständiger Druck auf den Kopf belasten die Haare. Bei Patienten mit fettigem Haar führt dies zu einer Anregung der Talgdrüsen, das Haar fettet noch leichter. Zusätzlich tritt oft ein unangenehmer Juckreiz auf.
Wichtige Pflegemaßnahmen sind das tägliche Ausbürsten und Kämmen sowie eine Haarwäsche 1- bis 2-mal pro Woche. Können die Patienten

dies nicht selbst tun, unterstützen die Pflegenden sie dabei. Die Pflegemittel dazu werden je nach Haartyp des Patienten ausgewählt.

Kämmen und Bürsten im Bett
- Dem Patienten ein Handtuch unter den Kopf legen
- Bei langen Haaren den Kopf auf die Seite drehen (lassen) und die Haare erst auf der einen, dann auf der anderen Seite kämmen; dabei jeweils mit den haarspitzennahen Abschnitten beginnend nur einige Zentimeter auskämmen und sich langsam Richtung Kopfhaut vorarbeiten
- Den Patienten nach Wunsch frisieren; lange Haare evtl. zu einem Zopf flechten, damit die Haare sich nicht so stark verknoten.

Bei der **Haarpflege** beachten:
- Fettiges Haar nicht zu ausgiebig bürsten, da hierdurch die Talgproduktion angeregt wird
- Bei längeren Haaren gelegentlich eine Haarspülung oder -kur verwenden (die Haare werden dadurch leichter kämmbar)
- Die Haare nicht zu lange und zu heiß föhnen, da dies die Haare austrocknet
- Auch Perücken oder Haarteile regelmäßig pflegen (lassen)
- Bei bettlägerigen Patienten keine Haarnadeln und Kämme für die Frisur verwenden, da sie zu Druckstellen oder Verletzungen führen können
- Kein Wasser in die Ohren laufen lassen. Bei Patienten mit Erkrankungen der Ohren besonders vorsichtig sein (Haarwäsche nur nach Rücksprache mit dem Arzt)
- Alte Menschen nicht „der Einfachheit halber" wie Kinder frisieren oder z. B. Zöpfe flechten, sondern immer die Gewohnheiten des Patienten berücksichtigen
- Haare nicht ohne Einverständnis des Patienten schneiden
- Auf Wunsch Klinikfriseur bestellen
- Beim Säugling genügt es, die Haare während des Badens mit einem nassen Waschlappen zu waschen, ein Shampoo ist nur bei Verschmutzungen notwendig.

ACHTUNG
Haare bei Halswirbel- und Schädelverletzungen nur auf Anordnung des Arztes waschen!

Haarwäsche im Bett
Bei mobilen Patienten ist es am einfachsten, die Haare unter der Dusche bzw. in der Badewanne zu waschen. Bei immobilen Patienten kann eine **Haarwäsche** im Bett notwendig sein (▶ Abb. 4.2). Dies erfolgt ca. 1- bis 2-mal pro Woche oder so häufig, wie der Kranke es wünscht bzw. sein Zustand es erlaubt.

Ziele der Haarwäsche sind:
- Beobachtung und Reinigung der Kopfhaut und der Haare
- Förderung des Wohlbefindens
- Gegebenenfalls Entfernen von Parasiten mit Spezialshampoo und Nissenkamm.

Vorbereitung der Materialien
- Haarwaschbecken mit Ablassschlauch
- Großer Eimer mit angenehm temperiertem Wasser (Patientenwünsche berücksichtigen)
- Gefäß zum Schöpfen (Spülgefäß), z. B. Litermaß
- Auffangbehälter für Brauchwasser
- Einmalschürze (▶ 3.3)
- Bettschutz
- Zwei Handtücher
- Gegebenenfalls Augenschutz (z. B. Waschlappen)
- Shampoo, ggf. Spülung
- Kamm oder Bürste
- Föhn.

Vorbereitung des Patienten
- Maßnahme mit dem Patienten absprechen und sinnvoll in den Tagesablauf einplanen. Persönliche Wünsche erfragen, z. B. nach Shampoo oder Spülung
- Schmuck und ggf. Hörgerät entfernen
- Haare und Kopfhaut inspizieren
- Bei Patienten, die ihren Kopf nicht selbstständig heben und halten können, führen zwei Pflegekräfte die Haarwäsche durch.

Durchführung
- Patienten so im Bett positionieren, dass das Haarwaschbecken leicht ins Bett passt
- Gegebenenfalls Kopfbrett des Bettes entfernen und darauf achten, dass der Patient nicht zu weit oben liegt, um das Haarwaschbecken einführen zu können
- Gegebenenfalls Patienten unterstützen, sich im Bett weiter nach unten zu bewegen
- Bett flach stellen; Oberkörper des Patienten bis zu den Schultern auf ein Kissen lagern, das mit einem wasserdichten Bettschutz abgedeckt ist
- Kopf in das Haarwaschbecken legen
- Bei Bedarf Handtuchrolle in den Nacken legen, um die Bequemlichkeit zu verbessern und das Haarwaschbecken zu polstern
- Auffangbehälter in Position bringen und Schlauch des Haarwaschbeckens hineinhängen
- Mit dem Schöpfgefäß Wasser aus dem vorbereiteten Eimer entnehmen und vorsichtig über die Haare fließen lassen

4.3 Methoden der Körperpflege

- Sich beim Patienten erkundigen, ob die Temperatur des Wassers angenehm ist
- Sind die Haare ausreichend nass, Shampoo in beiden Händen verteilen und mit massierenden Bewegungen auf den Kopf auftragen
- Mit dem Schöpfgefäß erneut Wasser aus dem Wassereimer entnehmen und die Haare vom Haaransatz nach hinten ausspülen; dabei darauf achten, dass keine Seife Richtung Gesicht gelangt
- Bei stark fettenden oder verschmutzen Haaren Haarwäsche wiederholen; ggf. Vorgang mit Haarspülung abschließen
- Sind die Haare ganz klar gespült, Patienten Handtuch um den Kopf schlingen und Haarwaschbecken aus dem Bett nehmen. Dazu unterstützt eine Pflegende den Patienten unter den Schultern, die andere entfernt das Haarwaschbecken
- Kopfkissen einlegen und Handtuch zum Schutz vor Nässe darauflegen
- Patienten im Bett in aufrechte Position bringen (wenn keine Kontraindikation besteht), Handtuch abnehmen und Haare mit frischem Handtuch trocken frottieren
- Anschließend Haare föhnen. Der Patient kann dazu, wenn möglich, einen Spiegel in der Hand halten, um den Vorgang zu verfolgen bzw. das Föhnen selbst übernehmen
- Sich beim Föhnen bemühen, die Frisur nach den Gewohnheiten des Patienten zu gestalten
- Abschließend das Handtuch vom Kopfkissen nehmen.

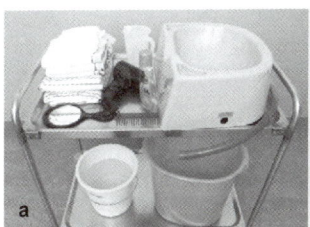
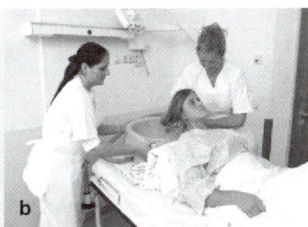
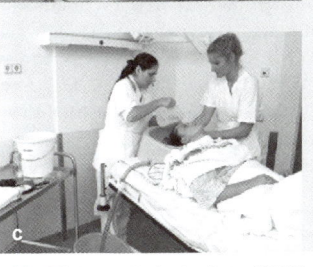

a Materialien für die Haarwäsche im Bett.

b Haarwaschbecken einführen, dabei Patienten am Kopf unterstützen.

c Haare mithilfe eines Schöpfgefäßes ausspülen.

Abb. 4.2 Haarwäsche im Bett. [K115]

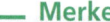
Merke

Bedenken Sie immer, dass die Maßnahme für den Patienten anstrengend ist und nicht zu lange dauern sollte. Erkundigen Sie sich beim Patienten immer wieder nach seinem Befinden und brechen die Maßnahme ggf. ab, wenn der Patient sich überfordert/unwohl fühlt.

Nachbereitung
- Haarwaschbecken und Eimer nach Hygieneplan desinfizieren (▶ 3.5)
- Handtuch vom Kopfkissen nehmen und den Patienten bei der Positionierung unterstützen
- Überprüfen, ob das Bett durch die Maßnahme nass geworden ist und ggf. neu beziehen.

Haarpflege bei Milchschorf
Manche Säuglinge oder Kleinkinder haben eine dünne Schorfschicht auf der Kopfhaut, den so genannten **Milchschorf**. Um diesen zu entfernen, reiben die Pflegenden die Kopfhaut des Kindes abends mit einem milden Öl ein. Am nächsten Morgen waschen sie die Haare des Kindes und kämmen sie mit einem feinen Kamm. Zuvor ziehen sie jedoch einen Mulltupfer über die Zinken des Kamms, um diese nach dem Kämmen leichter von den Hautschuppen befreien zu können.

4.3.12 Nagelpflege

Nägel (▶ 2.2.3) sind von der *Epidermis* (▶ 2.1.3) gebildete Hornplatten auf den Finger- und Zehenkuppen. Sie verhindern Verletzungen an den Finger- und Zehenenden und erleichtern das Greifen. Im Normalfall ist der Nagel elastisch, quergewölbt und blassrosa gefärbt.

Bei der Beobachtung der Nägel achten Pflegende auf Form, Farbe und Struktur. Sie erfassen den Zustand der Fingernägel eines Menschen im alltäglichen Zusammensein. Die Beobachtung der Zehennägel erfolgt meist während der Körperpflege. Besonderheiten bzw. krankhafte Veränderungen (▶ Tab. 2.2), die spezielle Interventionen erfordern, dokumentieren die Pflegenden im Pflegebericht und informieren den Arzt.

Überragen die Nägel die Finger- oder Zehenkuppen, sollten sie geschnitten werden. Möchten Pflegende dies bei einem Patienten tun, benötigen sie dessen Einverständnis. Sofern der Patient seine Wünsche nicht mitteilen kann, befragen Pflegende die Angehörigen.

Vorbereitung der Materialien
- Handtuch
- Waschschüssel mit warmem Wasser
- Nagelbürste; bei Kleinkindern eine besonders weiche Bürste, um eine Verletzung der Fingerkuppen zu vermeiden
- Gegebenenfalls Nierenschale, Handtuch oder Papiertuch zum Auflegen der Hand

- Abwurf
- Nagelschere und -feile; bei Kindern eine abgerundete Schere, um die Verletzungsgefahr zu verringern
- Pflegemittel nach Wunsch, z. B. Handcreme.

Durchführung
- Hände bzw. Füße nacheinander baden, um die Nägel aufzuweichen, da sie sich dann leichter schneiden lassen. Bei bettlägerigen Patienten dazu das Handtuch unter die Hand des Patienten legen, darauf die Waschschüssel mit warmem Wasser stellen und die Hand eintauchen (lassen)
- Handtuch oder Papiertuch unter die Hand bzw. den Fuß legen
- Die Pflegende sitzt so neben dem Patienten, dass sie in dieselbe Richtung blickt wie er
- Nägel bis zur Finger- bzw. Zehenkuppe zurückschneiden: die Pflegende legt den Zeigefinger der anderen Hand vor dem Schneiden vor den Nagel und verhindert so, dass dieser in die Umgebung „spritzt"
- Die Nägel der Finger werden rund geschnitten, die Nägel der Füße gerade, um ein Einwachsen zu verhindern
- Nägel auf krankhafte Veränderungen beobachten
- Raue Nägel feilen; dabei nicht hin und her reiben, sondern stets vom Nagelrand zur Nagelmitte, damit das Nagelende nicht brüchig wird
- Verschmutzungen unter den Nägeln vorsichtig mit der Spitze der Nagelfeile entfernen
- Auf Wunsch des Patienten oder bei trockener Haut Hände bzw. Füße eincremen.

ACHTUNG
Bei Patienten mit **Diabetes mellitus** und **arteriellen Durchblutungsstörungen** können schon kleine Verletzungen zu langwierigen Wunden führen, deshalb wird hier die Fußnagelpflege mit äußerster Vorsicht bzw. durch eine professionelle Fußpflegerin *(Podologin)* durchgeführt.

Prophylaxe von Nagelschäden: Maniküre
- Das Nagelhäutchen zurückschieben, nicht schneiden
- Niemals die Nageltasche öffnen
- Nägel nicht zu oft lackieren, sparsam mit Nagellackentfernern (ohne Aceton) umgehen
- Nägel bei Bedarf pflegen, z. B. mit Nagelsalben oder Nagelbädern in Olivenöl
- Brechende, gespaltene und sich lösende Nägel kurz halten
- Besser die Nägel feilen, nicht schneiden.

Milieu
- Kontakt mit Chemikalien meiden. Ist das nicht möglich, die Nägel (v. a. die Nagelwälle) mit entsprechenden Salben schützen, evtl. Handschuhe tragen

- Für die Füße: weite Schuhe wählen, Schuhe mehrmals täglich wechseln. Feuchte Füße trocken halten, z. B. Strümpfe aus Baumwolle tragen, Kunstfasern vermeiden.

Merke

Früh- und Neugeborene haben sehr empfindliche Fingerkuppen. Das Nagelbett kann leicht verletzt werden, sodass es zu einem *Panaritium* (Nagelbettentzündung) und nachfolgend zu einer Sepsis kommen kann. Daher wird die Nagelpflege besonders vorsichtig durchgeführt. In den ersten vier Lebenswochen schneiden die Pflegenden nur bei Bedarf vorsichtig das ausgefranste Ende der Nägel.

4.3.13 Mundpflege

Definition

Mundpflege (Mundhygiene): Alle Maßnahmen, die Zähne, Zahnfleisch, Zunge und Mundschleimhaut gesund erhalten. Je nach Pflegebedarf unterscheidet man allgemeine und spezielle Mundpflege. Mund-, Zahn- und Zungenpflege fördern das Wohlbefinden des Patienten. Sie sind z. B. nach den Mahlzeiten, nach Erbrechen aber auch zur Vorbeugung von Komplikationen (Austrocknung, Entzündung, Pilzbefall u. a.) angezeigt.

Die **Mundhöhle** bildet den Eingang zum Verdauungstrakt. Die aufgenommenen Nahrungsmittel werden hier zerkleinert und für die weitere Verdauung vorbereitet. Außerdem ist die Mundhöhle am Schlucken und Sprechen beteiligt.

Die Mundhöhle besteht aus dem Mundhöhlenvorhof (Raum zwischen Wangen, Lippen und Zähnen) und der eigentlichen Mundhöhle (Raum, der von den Zähnen umschlossen ist). Begrenzt wird sie nach oben vom harten und weichen Gaumen, nach unten von der Unterseite der Zunge und der Mundbodenmuskulatur, seitlich von den Zahnreihen, nach hinten geht die Mundhöhle in den **Rachen** *(Pharynx)* über.

Die **Zunge** ist ein von Schleimhaut überzogener Muskel, der die Mundhöhle bei geschlossenem Mund fast ausfüllt. Auf ihrer Oberseite trägt die Zunge die Geschmacksknospen. Die Zunge ist mattrosa, gut feucht, leicht rau und weist keine Beläge oder Verletzungen auf.

Die normale Mundschleimhaut ist rot und feucht glänzend. Es sind keine Beläge, Verletzungen oder Bläschen vorhanden.

Die **Zähne** zerkleinern die Nahrung mechanisch und bereiten sie somit für die chemische Verdauung vor. Sie sind sauber, glatt, weiß bis hellgelb, intakt und vollständig vorhanden, die Zahnwurzel ist ganz im Zahnfleisch eingebettet.

Die **Lippen** sind rosarot, weich und geschmeidig und haben keine Einrisse. Drei große Speicheldrüsen und zahlreichere kleinere produzieren zusammen ca. 1–1,5 Liter Speichel am Tag.

Milliarden verschiedenster Mikroorganismen siedeln in der Mundhöhle (physiologische Mundflora) und halten sich gegenseitig im Gleichgewicht. Solange sich keine Erregerart übermäßig vermehren kann, bleibt der Mund gesund.

Inspektion der Mundhöhle
Beobachtungskriterien sind:
- Beschaffenheit (trocken, feucht) und Veränderungen der Mundschleimhaut
- Beschaffenheit (trocken, feucht) und Veränderungen der Zunge
- Zustand des Gebisses bzw. der Zahnprothese und des Zahnfleischs
- Status des Zahndurchbruchs bei Säuglingen und Kleinkindern
- Mundgeruch; dieser ist u. a. abhängig von der Mundhygiene, dem Zustand der Zähne, der Ernährung und einer eventuellen bakteriellen Besiedelung des Magens
- Zustand der Lippen

Die **Inspektion der Mundhöhle** erfolgt mithilfe einer kleinen Taschenlampe und eines Spatels. Mit dem angefeuchteten Spatel wird die Mundhöhle einschließlich des hinteren Rachenraums sorgfältig beobachtet.

Erkrankungen der Mundhöhle
Erkrankungen der Mundhöhle sind unangenehm und schmerzhaft. Daher ist die Beobachtung oft schwierig, besonders bei jüngeren Kindern, wenn sie Schmerzen im Mund haben und eine Verstärkung durch die Inspektion der Mundhöhle befürchten. Die Pflegenden gehen daher auf das Kind ein, erklären ihm die Untersuchung und führen diese nach Möglichkeit spielerisch durch.

Bei Patienten mit Erkrankungen im Mund, mit Nahrungs- und Flüssigkeitskarenz, mit Strahlentherapie im Mund-Hals-Bereich, bei schwer kranken und sterbenden Patienten oder bei Kindern, die die Nahrungsaufnahme verweigern, inspizieren die Pflegenden den Mund-Rachenraum täglich, meist im Rahmen der Körperpflege.

Die Inspektion der Mundhöhle erfolgt nie unmittelbar nach der Nahrungsaufnahme, da die Manipulation den Würgereflex auslösen und zum Erbrechen führen kann. Zudem erschweren Nahrungsreste eine korrekte Beurteilung, z. B. ist es schwierig, Milchreste und Mundsoor bei einem kurz zuvor gestillten Säugling zu unterscheiden.

Veränderungen der Mundschleimhaut werden im Pflegebericht exakt beschrieben.

Soor- und Parotitisprophylaxe, siehe unten „Spezielle Mundpflege".

Veränderungen der Mundschleimhaut
Veränderungen der Mundschleimhaut sind oft schmerzhaft und erschweren dem Patienten das Sprechen und Schlucken:
- **Mukositis** *(Schleimhautentzündung)*/**Stomatitis** *(Entzündung der Mundschleimhaut)* ist eine Entzündung der Mundschleimhaut infolge

von Infektionen oder mangelnder Mundhygiene. Die Schleimhaut ist gerötet und geschwollen; die Patienten klagen über brennende Schmerzen, Schmerzen beim Kauen und Schlucken, Trockenheitsgefühl und Mundgeruch. Bei Säuglingen und Kleinkindern führt die Stomatitis oft zur Nahrungsverweigerung
- **Aphthen** sind rundliche, flache Erosionen an Zunge, Zahnfleisch, Gaumen- und Wangenschleimhaut. Sie können durch bestimmte Nahrungsmittel, Verletzungen (Zahnspange, Prothese) oder Infektionen (z. B. durch Herpes-zoster-Viren) entstehen und schmerzen stark
- **Rhagaden** sind schmerzhafte Einrisse an Mund- und Nasenwinkel bei Vitamin- und Eisenmangel und bei trockener Haut
- **Herpes labialis** *(Herpes simplex)* ist eine ansteckende Infektion durch Herpesviren. Es entstehen kleine schmerzhafte Erhebungen, die später in Bläschen übergehen. Diese heilen oft ohne Narben ab, rezidivieren aber.

ACHTUNG

Im Neugeborenen- und Säuglingsalter kann eine Herpesinfektion zu einer schweren, lebensbedrohlichen **Sepsis** führen. Eltern mit einer Herpesinfektion tragen daher einen Mundschutz, Pflegende werden ggf. in anderen Arbeitsbereichen eingesetzt.

Veränderungen der Zunge

Farbveränderungen der Zunge und Beläge können Hinweise auf Erkrankungen der inneren Organe geben:
- Eine **trockene Zunge** entsteht bei längerer Mundatmung, mangelnder Flüssigkeitszufuhr, als unerwünschte Arzneimittelwirkung (z. B. durch Psychopharmaka) und bei akuten Bauch- und Speicheldrüsenerkrankungen
- Bei der *Candidose* (**Mundsoor**) hat ein Hefepilz (meist *Candida albicans*) die Mundschleimhaut befallen. Typisch sind weißlich-graue, stippchen- oder flächenförmige, schwer abwischbare Beläge. Der Betroffene leidet unter Mundgeruch und Geschmacksverlust. Die Gefahr einer Candidose ist besonders hoch bei Patienten mit Abwehrschwäche oder bei Antibiotikatherapie, bei Diabetikern sowie bei Nahrungskarenz (*Soorprophylaxe*, siehe unten). Der Soor befällt zunächst die Zunge, kann sich aber schnell weiter im Mund ausdehnen. Im Säuglingsalter tritt Mundsoor relativ häufig auf und geht mitunter mit einer Infektion im Gesäß- und Genitalbereich einher
- Ein **grau-weißlicher Belag** des Zungenrückens entsteht bei ungenügender mechanischer Reinigung, durch fehlendes Kauen oder bei Magen-, Leber- und Gallenkrankheiten
- Eine **kräftige Rotfärbung** der Zunge tritt auf bei *Leberzirrhose* (Lackzunge durch Vitamin-B-Mangel) und bei *Scharlach* (Himbeerzunge, rote Zunge mit himbeerartigem Oberflächenrelief).

Veränderungen der Zähne und des Zahnfleisches

Zur gesunden Mundhöhlenflora gehören verschiedene Bakterien und Pilze. Diese bilden in Verbindung mit Speiseresten, die nicht durch regelmäßiges Reinigen der **Zähne** und des **Zahnfleischs** entfernt wurden, die *Plaque* (**Zahnbelag**). Die Bakterien bewirken eine Vergärung der Speisereste, so entsteht innerhalb der Plaque eine Säure, die den Zahnschmelz auflöst und zu Karies führt. Vor allem zuckerhaltige Nahrungsmittel begünstigen die Kariesbildung. Eine Verkalkung der Plaque verursacht Zahnstein.

Plaque an den Zahnhälsen führt zur **Zahnfleischentzündung** *(Gingivitis)* und bei weiterem Fortschreiten zu Erkrankungen des Zahnhalteapparats (oft als *Parodontose*, bei Entzündung als *Parodontitis* bezeichnet). Erste Symptome sind empfindliches Zahnfleisch und Zahnfleischbluten, das beim Zähneputzen oder beim Biss in einen Apfel deutlich sichtbar wird. Im Endstadium lockern sich die Zähne und fallen aus.

Zusätzlich können Entzündungen im Bereich der Zahnwurzeln zu Folgeerkrankungen, z. B. *Endokarditis* (Entzündung der Herzinnenhaut), führen. Bei Fehlstellungen einzelner Zähne oder bei Zahnlücken ist das Kauen und Sprechen beeinträchtigt.

Vorbeugend gegen Karies wirken:
- Regelmäßige Entfernung der Plaques durch korrektes Zähneputzen
- Reduzierung des Zuckergehalts in der Nahrung. Bereits Zuckermengen von 150–500 mg wirken sich negativ auf die Zähne aus. Daher sollte die dauernde Einwirkung von zuckerhaltigen Nahrungsmitteln vermieden werden, bei Säuglingen und Kleinkindern z. B. das ständige Nuckeln an Flaschen mit gezuckertem Tee, Saft, aber auch Milch
- Unterstützung der Zahnhärtung und damit der Abwehrkraft der Zähne durch Zufuhr von Fluoriden.

Regelmäßige, gründliche Zahn- und Mundpflege (mit Zahnbürste, Munddusche und Zahnseide) verhindert Plaquebildung und fördert die Gesundheit von Zähnen und Zahnfleisch. Daher dreimal täglich (nach den Mahlzeiten) drei Minuten lang die Zähne sorgfältig putzen.

Allgemeine Mundpflege

Die **allgemeine Mundpflege** umfasst alle Maßnahmen der Mundhygiene, die der Patient ohne gesundheitliche Beeinträchtigung selbst ausführen würde, z. B. Zähne putzen, Zahnprothese reinigen und Mund ausspülen.

Reinigungsmittel zur allgemeinen Mundpflege sind:
- **Zahnbürste** mit kurzem Bürstenkopf und abgerundeten Borsten. Naturborsten sind ein Bakterienreservoir und deshalb nicht empfehlenswert. Patienten mit hoher Blutungsgefahr sollten eine weiche Zahnbürste bzw. Schwämme (z. B. Dentaswab®-Tupfer) benutzen. Bei allen Zahnbürsten achten Pflegende auf das regelmäßige Wechseln – spätestens wenn die Borsten sich biegen, weil dann der Reinigungseffekt nicht mehr gewährleistet ist
- **Zungenbürste:** Die Reinigung kann mit oder ohne Zahnpasta durchgeführt werden

- **Zahnpasta** zur mechanischen Reinigung der Zähne und als zusätzlicher Kariesschutz
- **Mundspüllösung** unterstützt die Wirkung des Zähneputzens (ersetzt es aber nicht), verhindert Zahnbelag und erfrischt. Desinfizierende Mundwässer werden nur auf Arztanordnung verwendet
- **Zahnseide** zum Entfernen der Zahnbeläge zwischen den Zähnen. Bei größeren Zahnabständen kann eine Interdentalzahnbürste eingesetzt werden
- **Inspektion** der Mundhöhle.

Merke

Die tägliche **Inspektion der Mundhöhle** ist besonders wichtig bei Patienten mit Erkrankungen im Mundbereich, mit Nahrungs- und Flüssigkeitskarenz sowie pflegebedürftigen Patienten, um Veränderungen frühestmöglich festzustellen.

Zähneputzen

Ist ein Patient bettlägerig, richten die Pflegenden alle benötigten Utensilien zur Zahnpflege sowie einen Becher Wasser und eine Nierenschale in Reichweite des Patienten. Dann lagern sie ihn – sofern keine Kontraindikation vorliegt – mit erhöhtem Oberkörper und legen ein Handtuch auf Hals und Brust.

Ist der Patient beim **Zähneputzen** auf Hilfe angewiesen, setzen die Pflegenden die Bürste bei leicht geöffnetem Mund des Patienten in einem Winkel von 45° auf Zahn und Zahnfleisch auf. Dann beginnen sie am Zahnfleischrand und putzen ohne starken Druck vertikal *von „rot nach weiß"*. Während des Putzens halten sie stets die gleiche Reihenfolge ein, um keinen Zahn auszulassen, z. B. von hinten nach vorne, von rechts nach links bzw. erst oben, dann unten. Haben sie die Innenflächen gereinigt, folgen die Außen- und zuletzt die Kauflächen.

Gründliches Zähneputzen dauert ca. 3 Min. Zum Abschluss spült der Patient den Mund aus und presst dabei das Wasser durch die Zahnzwischenräume, damit auch diese gesäubert werden.

ACHTUNG

Patienten mit eingeschränkter Bewusstseinslage oder einer Schluckstörung darf keine Flüssigkeit in den Mund gegeben werden, da **Aspirationsgefahr** besteht. In solchen Situationen entfernen Pflegende die Zahnpasta mittels Tupfer und Klemme.

Die mechanische Reinigung des Munds mit der Zahnbürste ist bei natürlichen Zähnen die effektivste Methode, um Plaque-Anlagerungen zu beseitigen. Auch bei bewusstlosen und intubierten Patienten ist die Zahnpflege mit einer weichen Zahnbürste möglich. Pflegende können in diesen Fällen auch Stielschwämme (z. B. Dentaswab®) verwenden.

Zähneputzen bei Kindern

Die Zahnpflege beginnt beim Durchbruch der ersten **Milchzähne**. Da Kleinkinder Zahnpasta meist schlucken, wird die Verwendung von Zahnpasta vor dem 3. Lebensjahr nicht empfohlen; sobald Kinder die Zahnpasta ausspucken können, sollte fluorierte Kinderzahnpasta (0,05 %) verwendet werden. Ab dem Schulalter ist Zahnpflege mit fluorierter Erwachsenenzahnpasta (0,1–0,15 %) sinnvoll

Ein effektives eigenes Putzen gelingt frühestens ab dem 4. Lebensjahr, meist erst später; schon vorher sollte das Kind aber möglichst selbst putzen, um das Verantwortungsgefühl zu stärken; ggf. putzen Erwachsene die Zähne anschließend nach.

Wichtig ist, dass Kinder von Anfang die richtige Technik erlernen und dass das tägliche Zähneputzen zum festen Ritual wird.

Pflege von Brackets und Platten

Bei der Pflege von **Brackets** (fest auf den Zähnen verankerte Elemente zur Korrektur der Zahnstellung) ist eine besonders gründliche Reinigung notwendig, da sich hier leicht Nahrungsreste sammeln. In der Regel werden die Zähne mit einer normalen Zahnbürste und Zahnpasta gereinigt.

Es gibt eine Vielzahl von **Platten** für den Mundraum, z. B. für Kinder mit einer Lippenkiefergaumenspalte. Die meisten Platten werden entweder unter fließendem Wasser oder mit Zahnbürste und -pasta gereinigt.

Reinigung von Zahnprothesen

Für den Patienten mit „dritten Zähnen" ist eine konsequente Reinigung der **Zahnprothese** notwendig, um Funktion und Aussehen der Zahnprothese zu erhalten sowie Plaques und bakterielle Besiedelung zu verhindern.

Die Prothesenpflege wird mindestens zweimal täglich durchgeführt. Vor allem bei locker sitzenden Prothesen ist es notwendig, diese nach jeder Mahlzeit abzuspülen, da sich darunter Essensreste ansammeln können.

Manchen Patienten ist es unangenehm, eine Zahnprothese tragen zu müssen. Insbesondere das Herausnehmen der Prothese belastet sie, weil sich die Gesichtszüge in diesem Moment stark verändern. Deshalb lassen die Pflegenden den Patienten die Zahnprothese nach Möglichkeit selbst reinigen und bitten ihn, die Prothese erst kurz vor einer Operation oder Untersuchung zu entfernen.

Kann der Patient die Prothese nicht selbst aus dem Mund nehmen, gilt: zuerst die obere, dann die untere Prothese. Das Einsetzen erfolgt in umgekehrter Reihenfolge (▶ Abb. 4.3).

Beim Reinigen der Zahnprothese beachten:
- Prothese(n) zum Reinigen aus dem Mund nehmen (lassen) und in eine Prothesenschale legen. Festsitzende Prothesen lassen sich entfernen, indem man mit einem Finger im Bereich der Backenzähne vorsichtig über bzw. unter die Prothese zu kommen versucht

- Prothese über dem wassergefüllten Waschbecken oder über einer Pappnierenschale oder einem Stoffwaschlappen reinigen, damit sie bei einem versehentlichen Fallenlassen „weich" fällt und nicht zerbricht
- Prothese unter fließendem Wasser mit der Zahnbürste reinigen, evtl. auf Wunsch des Patienten in Prothesenreinigungsmittel einlegen. Wurde ein Reinigungsmittel verwendet, muss die Prothese gründlich abgespült werden. Die Prothesenschale verfügt über einen Einsatz, der beim Herausnehmen ein problemloses Abspülen der Prothese ermöglicht
- Vor Einsetzen der Zahnprothese spült der Patient den Mund mit Wasser aus
- Hat der Patient noch eigene Zähne, putzt er diese vor dem Einsetzen; manche Patienten tragen eine Haftcreme auf die Unterseiten der Prothese auf
- Um Verformungen des Kiefers vorzubeugen, wird empfohlen, die Prothese möglichst durchgängig zu tragen; manche Patienten sind es aber gewohnt, sie nachts zu entfernen. Pflegende achten darauf, dass Patienten nach Operationen und Untersuchungen ihre Prothesen schnell wieder bekommen.

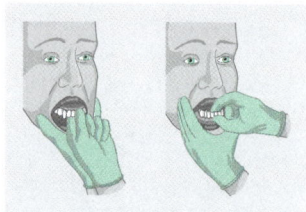

Abb. 4.3 Herausnehmen einer Zahnprothese: zuerst die obere, dann die untere Prothese. Das Einsetzen erfolgt in umgekehrter Reihenfolge. [L190]

Merke
Prothesen nie in Zellstoff oder Papiertücher einwickeln, damit sie nicht versehentlich weggeworfen werden!
Bei verwirrten und immobilen Patienten die Prothesenschale beschriften, um Verwechslungen auszuschließen.

Mundspülung
Lösungen zur Mundspülung, ▶ Tab. 4.6
Die **Mundspülung** mit Wasser oder Tee hält die Mundschleimhaut feucht und entfernt Speisereste aus der Mundhöhle.
Noch effektiver ist eine Munddusche mit ihrem feinen, kräftigen Wasserstrahl. Sie reinigt nicht nur Zähne und Zahnzwischenräume, sondern massiert auch das Zahnfleisch.

ACHTUNG
Mundspülungen nur bei Patienten mit vollem Bewusstsein und erhaltenem Husten- und Schluckreflex vornehmen.

Tab. 4.6 Verschiedene Mundpflegemittel und Therapeutika, ihre Indikationen, Wirkungen und Besonderheiten. Einige der hier genannten Mundpflegemittel kommen bis zum Schulkindalter nicht infrage, z. B. weil Kinder ihren Geschmack nicht tolerieren oder nicht Kaugummi kauen können, ohne diesen zu schlucken. Daher achten die Pflegenden auf kindgerechte Mundpflegemittel.

Pflegemittel	Wirkung	Anwendung	Bewertung
Mundpflegemittel zur Prophylaxe und Therapie			
Pfefferminze	• Entzündungshemmend • Desodorierend • Erfrischend	• Als Tee zum Mundspülen, Auswischen und Gurgeln	• Angenehmer, frischer Geschmack • Gut geeignet bei Mundgeruch
Kamille z. B. als Tee, Lösung, Kamillosan® Mund- und Rachenspray	• Entzündungshemmend • Wundheilungsfördernd	• Als Tee zum Mundspülen, Auswischen und Gurgeln • Als Tinktur zum Bepinseln • Als Spray zum Aufsprühen auf die betroffenen Stellen	• Angenehmer Geschmack • Als Tinktur/Lösung trocknet sie die Schleimhaut aus
Salbei z. B. als Tee, Lösung, Asperisan® Mundgel	• Desinfizierend • Schutz der Schleimhaut vor bakteriellen, chemischen und mechanischen Einflüssen durch Gerbstoffwirkung	• Als Tee zum Mundspülen, Auswischen und Gurgeln • Zur Pinselung unverdünnte Tinktur verwenden • Gel mehrmals täglich auf die betroffenen Stellen auftragen	• Sehr gut zur speziellen Mundpflege bei Entzündungen im Mund-Rachenraum, Gingivitis und Stomatitis • Unangenehmer Geschmack

Tab. 4.6 Verschiedene Mundpflegemittel und Therapeutika, ihre Indikationen, Wirkungen und Besonderheiten. Einige der hier genannten Mundpflegemittel kommen bis zum Schulkindalter nicht infrage, z. B. weil Kinder ihren Geschmack nicht tolerieren oder nicht Kaugummi kauen können, ohne diesen zu schlucken. Daher achten die Pflegenden auf kindgerechte Mundpflegemittel. *(Forts.)*

Pflegemittel	Wirkung	Anwendung	Bewertung
Mundpflegemittel zur Prophylaxe und Therapie			
Dexpanthenol z. B. Bepanthen® Roche Lösung, Bepanthen® Roche Lutschtabletten	• Fördert die Epithelisierung und Regeneration der Schleimhaut	• Lösung unverdünnt zum Spülen und Auswischen anwenden • Tabletten lutschen lassen	• Geschmack der Lösung wird oft als unangenehm empfunden • Gut wirksam bei Verletzungen, Geschwüren an der Mundschleimhaut
Mundwasser z. B. Odol®	• Desodorierend • Verbesserung des Geschmacks	• Einige Spritzer in ein Glas Wasser geben, Mund auswischen oder spülen	• Wird von vielen Menschen gerne genommen
Stozzon® Chorophyll-Dragees	• Geruchsneutralisierend bei Mund- und Körpergeruch • Zur Prophylaxe und Therapie	• Mehrmals täglich 1–3 Dragees mit ausreichend Flüssigkeit zu den Mahlzeiten einnehmen, nicht lutschen	• Chorophyll bindet unangenehme Gerüche • Nicht bei Kindern unter 12 Jahren anwenden • Der Stuhl kann sich grün färben
Listerine®	• Antimikrobielle Wirkung durch Thymol, Menthol, Eukalyptusöl, Methylsalicylate	• Zweimal täglich morgens und abends nach dem Zähneputzen mit 20 ml während 30 Sek. spülen oder den Mund auswischen • Nicht nachspülen	• Verändert nicht das Gleichgewicht der physiologischen Keimflora • Keine Irritation von Geschmack und Schleimhaut, keine Zahnverfärbungen • Sehr empfehlenswert zur Prophylaxe und Therapie

Tab. 4.6 Verschiedene Mundpflegemittel und Therapeutika, ihre Indikationen, Wirkungen und Besonderheiten. Einige der hier genannten Mundpflegemittel kommen bis zum Schulkindalter nicht infrage, z. B. weil Kinder ihren Geschmack nicht tolerieren oder nicht Kaugummi kauen können, ohne diesen zu schlucken. Daher achten die Pflegenden auf kindgerechte Mundpflegemittel. (Forts.)

Pflegemittel	Wirkung	Anwendung	Bewertung
Mundpflegemittel zur Prophylaxe und Therapie			
Glandomed®	• Reinigt die Schleimhaut • Desinfizierend • Hält die Schleimhaut feucht • Schutz der Schleimhaut vor Entzündung mit Bakterien und Pilzen • Lindert Schmerzen	• Unverdünnt anwenden • 2 Min. lang im Mund behalten, nicht nachspülen • 15 Min. nach der Anwendung nicht essen oder trinken • Zusatz von anderen Mundpflege-Produkten möglich (Rücksprache mit dem Arzt)	• Milde Fertiglösung mit Orangengeschmack • Ideal für allgemeine und spezielle Mundpflege, v. a. auch bei Tumorpatienten • Anwendung bei Erwachsenen und Kindern möglich • Bei Mundtrockenheit Zusatz von Pilocarpin® möglich • Bei Schmerzen Zusatz von Lidocainhydrochlorid möglich • Bei Belägen Zusatz von Misoprostol (z. B. Cytotec®) möglich
Myrrhe	• Desinfizierend • Wundheilungsfördernd • Leicht adstringierend (zieht Gewebe und Schleimhäute zusammen)	• Als Tee zur Mundspülung fünfzig- bis hundertfach verdünnt • Als Tinktur zur Pinselung unverdünnt	• Bei infektiösen Entzündungen im Mund geeignet • Bitter, wird nicht von allen Patienten toleriert • Geschmacksirritation und vorübergehendes Brennen möglich

Tab. 4.6 Verschiedene Mundpflegemittel und Therapeutika, ihre Indikationen, Wirkungen und Besonderheiten. Einige der hier genannten Mundpflegemittel kommen bis zum Schulkindalter nicht infrage, z.B. weil Kinder ihren Geschmack nicht tolerieren oder nicht Kaugummi kauen können, ohne diesen zu schlucken. Daher achten die Pflegenden auf kindgerechte Mundpflegemittel. *(Forts.)*

Pflegemittel	Wirkung	Anwendung	Bewertung
Mundpflegemittel zur Prophylaxe und Therapie			
Lavasept®/Polyhexanid	• Antiseptisch, auch bei MRSA	• Als 0,04-prozentige oder 0,12-prozentige Lösung unverdünnt anwenden • Einwirkzeit: 1 Min.	• Evtl. wird Geschmack als unangenehm empfunden • Zur Prophylaxe und Therapie bakterieller Infektionen
Octenisept®, Octenidol® Mundspüllösung	• Antiseptisch, auch bei MRSA	• Unverdünnt zur Spülung oder zum Auswischen des Mundes • Einwirkzeit: 30 Sek.	• Zur Prophylaxe und Therapie bakterieller Infektionen • Alkoholfrei • Keine Verfärbung der Zähne
Hexitidin, Chlorhexitidin z.B. in Hexoral®, Doreperol®	• Desinfektion des Mund-Rachenraums • Einige Produkte enthalten auch ein Lokalanästhetikum	• Unverdünnt zur Spülung oder zum Auswischen des Mundes 20–30 Sek. spülen oder die Schleimhaut benetzen, nicht nachspülen • Enthält Alkohol, deshalb nicht bei alkoholkranken Menschen und Patienten im Delir anwenden	• Bei Infektionen im Mund- und Rachenraum und zur Vorbeugung bei Abwehrschwäche • Wird von Patienten häufig als „scharf" empfunden • Geschmacksirritation, Verfärbung von Zähnen und Zunge möglich

Tab. 4.6 Verschiedene Mundpflegemittel und Therapeutika, ihre Indikationen, Wirkungen und Besonderheiten. Einige der hier genannten Mundpflegemittel kommen bis zum Schulkindalter nicht infrage, z. B. weil Kinder ihren Geschmack nicht tolerieren oder nicht Kaugummi kauen können, ohne diesen zu schlucken. Daher achten die Pflegenden auf kindgerechte Mundpflegemittel. *(Forts.)*

Pflegemittel	Wirkung	Anwendung	Bewertung
Mundpflegemittel zur Prophylaxe und Therapie			
Nystatin als Lösung, Suspension, z. B. Moronal®-Suspension oder Amphotericin B, z. B. in Ampho-Moronal®-Suspension	• Zur Prophylaxe und Therapie • Antimykotisch gegen Hefepilze der Haut und Schleimhaut	• Mundhöhle sorgfältig reinigen • Lösung auf die Schleimhaut auftragen, nicht nachspülen • 30 Min. danach nichts essen und trinken • 2–3 mal am Tag anwenden	• Muss regelmäßig und ausreichend lange auf der gereinigten Mundschleimhaut angewendet werden • Arztanordnung
Lidocain z. B. in Dynexan® Mundgel	• Anästhesierend • Zur zeitweiligen, symptomatischen Behandlung von Aphthen, Prothesendruckstellen, Zahnfleischentzündungen, Zahnungsschmerzen	• Mehrmals täglich (bis zu achtmal) ein erbsengroßes Stück (entspricht 4 mg Lidocain) auf die schmerzende Stelle auftragen und leicht einmassieren • Bei Säuglingen und Kleinkindern max. viermal/Tag anwenden	• Alkohol-, zucker-, gluten- und laktosefrei • Eine Gesamtdosis von 40 mg Lidocain/Tag sollte bei Erwachsenen nicht überschritten werden • Selten sind allergische Reaktionen möglich

Tab. 4.6 Verschiedene Mundpflegemittel und Therapeutika, ihre Indikationen, Wirkungen und Besonderheiten. Einige der hier genannten Mundpflegemittel kommen bis zum Schulkindalter nicht infrage, z. B. weil Kinder ihren Geschmack nicht tolerieren oder nicht Kaugummi kauen können, ohne diesen zu schlucken. Daher achten die Pflegenden auf kindgerechte Mundpflegemittel. *(Forts.)*

Pflegemittel	Wirkung	Anwendung	Bewertung
Mundpflegeartikel			
Pagavit® Lemonsticks	• Erfrischend • Stimulation der Speichelsekretion	• Gebrauchsfertiges Päckchen mit drei getränkten Sticks zum Auswischen der Mundhöhle	• Trocknet Schleimhaut aus, deshalb nicht zu oft verwenden
Künstlicher Speichel z. B. Glandosane®	• Anfeuchtung der Mundhöhle	• Unverdünnt als Spray mehrmals täglich in den Mund einsprühen	• Nicht alle Patienten mögen den Geschmack • Zusammensetzung ähnelt der des Speichels • Beim Sprühen auf Atmung achten: Aspirationsgefahr
Kaugummi, Bonbons	• Erhöhung der Speichelsekretion • Gleichzeitig ideale Zahnpflege (wenn zuckerfrei)	• Kauen • Lutschen	• Bei Mundtrockenheit • Bei kooperativen Patienten bestens geeignet, nicht jedoch für bewusstseinsgetrübte oder verwirrte Patienten (Aspirationsgefahr) • Nicht für Zahnprothesen- und Zahnspangenträger geeignet (Gefahr des Verklebens)

Tab. 4.6 Verschiedene Mundpflegemittel und Therapeutika, ihre Indikationen, Wirkungen und Besonderheiten. Einige der hier genannten Mundpflegemittel kommen bis zum Schulkindalter nicht infrage, z. B. weil Kinder ihren Geschmack nicht tolerieren oder nicht Kaugummi kauen können, ohne diesen zu schlucken. Daher achten die Pflegenden auf kindgerechte Mundpflegemittel. *(Forts.)*

Pflegemittel	Wirkung	Anwendung	Bewertung
Lippenpflege und Therapie			
Lippenpflegestift z. B. Labello®	• Zur Prophylaxe und Therapie von rissigen Lippen	• Bei Bedarf mehrmals täglich auftragen	• Günstig • Einfach in der Anwendung • Für verschiedene Situationen, z. B. besonders trockene Lippen, erhältlich
Dexpanthenolsalbe z. B. Bepanthen® Salbe	• Aufweichen von Borken • Geschmeidighalten der Lippen • Fördert die Heilung bei rissigen Lippen	• Salbe für den einzelnen Patienten in eine 2ml Spritze abfüllen, mit Verschlusskappe verschließen • Mehrmals täglich auf die Lippen auftragen	• Vereinzelt können allergische Reaktionen auftreten • Die Bepanthen® Nasen- und Augensalbe ist weniger gut geeignet, da ihr Fettanteil geringer ist
Aciclovir z. B. Zovirax® Lippenherpescreme	• Wirkt gegen Herpesviren • Schmerz- und juckreizstillend	• Bei den ersten Anzeichen auf die betroffene Stelle dünn auftragen • 5 mal täglich alle 4 Std. tagsüber anwenden	• Darf nicht auf der Mundschleimhaut angewendet werden • Vorübergehendes Brennen möglich • Allergische Reaktion möglich

Spezielle Mundpflege

Merke

Spezielle Mundpflege: Maßnahmen der Mundhygiene bei Patienten, bei denen die allgemeine Mundpflege nicht ausreicht, um Erkrankungen vorzubeugen oder zu behandeln. Sie umfasst die Mukositis-, Soor- und Parotitisprophylaxe sowie je nach vorliegenden Erkrankungen der Mundhöhle weitere Pflegemaßnahmen.

Indikationen für eine spezielle Mundpflege:
- Unwirksamkeit der allgemeinen Mundpflegemaßnahmen
- Verminderte oder fehlende Speichelproduktion durch verminderte oder fehlende Kautätigkeit, Sondenernährung
- Trockene Mundschleimhaut durch Mundatmung, Sauerstoffverabreichung, ungenügende Flüssigkeitszufuhr, Nahrungskarenz
- Zerstörung der physiologischen Mundflora durch Medikamente wie Antibiotika und Zytostatika
- Erkrankungen der Mundhöhle
- Schlechter Allgemeinzustand und gestörte Abwehrlage
- Erkrankungen und Operationen im Bereich der Mundhöhle.

Bei diesen Indikationen inspizieren Pflegende die Mundhöhle mindestens einmal täglich auf Läsionen, Blutungen oder sonstige Veränderungen.
Zur Erfassung und Beurteilung des oralen Zustands gibt es verschiedene Instrumente, wie z. B. den *Oral Assessment Guide* (OAG) und die *Oral Mucositis Assessment Scale* (OMAS). Häufig wird das Schema zur Einstufung der oralen Mukositis laut WHO (▶ Tab. 4.7) angewendet, da diese Skala objektive Merkmale (Erythem und Ulzerationen) mit subjektiven und funktionalen Aspekten kombiniert.

Die **Dokumentation** umfasst:
- Beschreibung der Mundschleimhaut einschließlich Veränderungen
- Verwendete Mundpflegeprodukte
- Zeitpunkt der Inspektion
- Termine der Informations- und Beratungsgespräche.

Tab. 4.7 Einteilung der Mukositis laut WHO und die dazugehörigen pflegerischen Maßnahmen.

Einteilung laut WHO	Erforderliche Mundpflegemaßnahmen
Grad 0 Normale Schleimhaut, keine Veränderung	Basismaßnahmen nach den Mahlzeiten und vor dem Schlafengehen ausreichend
Grad I Rötung der Mundschleimhaut, keine Ulzerationen	Mundspülungen alle 1–2 Std. durchführen

Tab. 4.7 Einteilung der Mukositis laut WHO und die dazugehörigen pflegerischen Maßnahmen. *(Forts.)*

Einteilung laut WHO	Erforderliche Mundpflegemaßnahmen
Grad II Vereinzelte kleine Ulzerationen; keine wesentlichen Probleme beim Essen oder Trinken	Mundspülungen stündlich durchführen
Grad III Ineinanderfließende Ulzerationen, die mehr als 25 % der Mundschleimhaut bedecken. Patient kann nur noch trinken (ab dem Stadium III klagt der Patient ggf. über starke Schmerzen in der Mundhöhle). Infektionen durch Bakterien, Pilze oder Viren sind möglich	Mundspülungen halbstündlich durchführen
Grad IV Blutende Ulzerationen, die über 50 % der Mundschleimhaut bedecken, Patient kann weder essen noch trinken	Mundspülungen viertelstündlich durchführen

Beratung des Patienten zur speziellen Mundpflege
- Mundpflege täglich nach jeder Mahlzeit und vor dem Schlafengehen mit einer weichen Zahnbürste durchführen
- Mundpflege bei Problemen intensivieren, z. B. 6-mal täglich
- Auf säurearme Ernährung, z. B. keine Zitrusfrüchte, sowie Reduzierung von süßen Speisen und Getränken achten
- Bei *Leukozytopenie* (Verminderung der Leukozyten im Blut) und damit reduzierter Immunabwehr: Anwendung von sterilen Produkten/sterilem Wasser zur Mundpflege, ggf. keimfreie Kost zur Vermeidung von Infektionen
- Bei *Thrombozytopenie* (Verminderung der Thrombozyten im Blut) mit starkem Zahnfleischbluten: Spülungen statt Bürsten der Zähne
- Hinweise zu den verwendeten Mundpflegeprodukten (Anwendung, Dauer, Haltbarkeit).

Materialien
Ein **Mundpflegeset** besteht aus:
- Péan-Klemme, Kornzange oder Plastikklemme
- Kleinen Kompressen oder Kugeltupfern in einem abgedeckten Behälter, alternativ dicken Watteträgern
- Behältnis mit Mundpflegelösung (beschriftet mit Inhalt, Datum, Uhrzeit)
- Gegebenenfalls Nierenschale.

Zusätzlich werden gerichtet:
- Handtuch
- Taschenlampe

- Abwurfbeutel
- Produkte zur Mund-, Zungen- und Lippenpflege
- Handschuhe
- Zahn- und Zungenbürste
- Holzspatel.

Bei Säuglingen und Kleinkindern verwenden Pflegende wegen des kleinen Mundraums Watteträger.

Durchführung
- Patienten über Vorgehensweise informieren und zur Mithilfe auffordern
- Bewusstseinsklare Patienten in eine gute Sitzposition bringen
- Kleidung durch ein Handtuch schützen
- Handschuhe anziehen
- Patienten auffordern, den Mund zu öffnen
- Mundhöhle mit Taschenlampe und angefeuchtetem Spatel inspizieren
- Beim bewusstseinsklaren Patienten vor der Mundpflege Zähne putzen
- Um Verletzungen der Mundschleimhaut und der Zähne zu vermeiden, den Tupfer so in die Péan-Klemme oder Plastikklemme einspannen, dass er die Greifbacken und die Spitze der Klemme umfasst (▶ Abb. 4.4). Bei kooperativen Patienten ist es manchmal sinnvoller, den Mund mit um den Finger gewickelten Kompressen auszuwischen
- Tupfer/Finger mit umwickelter Kompresse in die Mundpflegelösung tauchen und am Rand des Behältnisses ausdrücken
- Mundhöhle sorgfältig auswischen (Zähne, Wangeninnenfläche, Wangentaschen, harter Gaumen und Zunge, auch unter der Zunge)
- Immer von hinten nach vorne wischen, um eine Keimverschleppung in die Atemwege oder den Verdauungstrakt zu vermeiden
- Weichen Gaumen (wenn überhaupt) zuletzt auswischen, da Brechreizgefahr besteht
- Bei jedem Wischvorgang frischen Tupfer verwenden
- Falls keine Aspirationsgefahr besteht, Mund ausspülen lassen
- Lippen mit patienteneigenen Produkten oder Salbe eincremen
- Maßnahmen und Beobachtungen dokumentieren
- Pflegeset und Mundspülungen entsprechend dem hausinternen Standard erneuern und beschriften. In vielen Häusern liegen die Richtlinien zur Mundpflege in standardisierter Form vor.

ACHTUNG
Bei der Mundpflege beachten:
- Bei bewusstlosen Patienten besteht die Gefahr, dass Flüssigkeiten in die Luftröhre gelangen (**Aspirationsgefahr**); sie werden deshalb zur Mundpflege in eine flache Seitenlage gebracht. Pflegende halten auch ein Absauggerät bereit
- Bei Alkoholkranken keine alkoholhaltigen Mundpflegelösungen benutzen
- Bei Kindern darauf achten, ob sie das Ausspülen des Mundes beherrschen; Spüllösung verwenden, die ggf. auch getrunken werden kann

- Bei gestillten Kindern mit Mundsoor berücksichtigen die Pflegenden auch die Brust der Mutter. Je nach Arztanordnung wird diese mit *Antimykotika* (Arzneimittel zur Behandlung von Pilzinfektionen) behandelt.

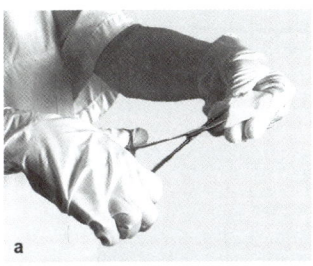 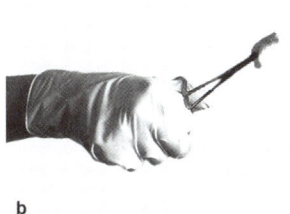

Abb. 4.4 Tupfer so auf Klemme stecken (a), dass die Klemmenspitze ganz bedeckt ist (b). So lassen sich z. B. die Backentaschen gefahrlos auswischen. [K183]

Tab. 4.8 Pflegeplan für die spezielle Mundpflege.

Pflegeproblem	Pflegeziel	Pflegemaßnahmen
Trockener Mund	Feuchte Mundschleimhaut	- Flüssigkeitszufuhr steigern - Mundspülung mit Wasser oder Tee nach Wunsch - Auswischen der Mundhöhle mit milden alkoholfreien Lösungen, Wasser oder Tee - Eiswürfel aus Tee oder Saft zum Lutschen - Zuckerfreie Bonbons oder Kaugummi - Künstlicher Speichel, z. B. Glandosane® - Stimulation der Speichelproduktion - Erhöhung der Luftfeuchtigkeit mit Ultraschallverneblern
Trockene Lippen, Rhagaden	Geschmeidige Lippen	- Lippenpflegestift - Dexpanthenol-Salbe
Schleimhautbeläge, Zungenbeläge	Belagfreie Mundschleimhaut, belagfreie Zunge	- Auswischen der Mundhöhle mit Wasser oder Tee nach Wunsch - Bei V. a. Soor Abstrich auf Pilze und ggf. lokale Antimykotika (Arztanordnung) - Intensivieren der Mundspülungen, ggf. mit Misoprostol®, z. B. 200 µg auf 500 ml Mundpflegelösung

Tab. 4.8 Pflegeplan für die spezielle Mundpflege. *(Forts.)*

Pflegeproblem	Pflegeziel	Pflegemaßnahmen
Borkige Zungenbeläge	Borkenfreie Zunge	• Aufweichen von hartnäckigen Borken mit Glyzerin • Butter zum Lösen von Borken und Belägen • Intensivieren der Mundpflege, ggf. mit Misoprostol®, z. B. 200 µg auf 500 ml Mundpflegelösung • ¼ Vitamin-C-Brausetablette • Zungenbürstung
Zäher Speichel, verminderte Speichelproduktion	Anregung der Speichelproduktion	• Ausreichende Flüssigkeitszufuhr • Sprühen von Flüssigkeit mit Zerstäuber (Cave: Aspirationsgefahr) • Salzhaltige Zahnpasta, z. B. Sole-Zahncreme • Massage der Ohr- und Kieferspeicheldrüse • Mundspülung mit Zitronen- oder Traubensaft, sauren Tees (z. B. Malve) oder ¼ Vitamin-C-Brausetablette • Stimulation über den Geruchssinn mit ätherischen Ölen (Pampelmusen-, Zitronen-, Orangenöl) • Lutschen von Eiswürfeln oder gefrorenen Früchten (z. B. Ananas) • Kauen von Kaugummi oder Brotrinde
Schmerzen, Brennen im Mund	Beschwerdefreiheit, Linderung der Schmerzen	• Meiden scharf gewürzter Nahrungsmittel • Verabreichung von weicher oder pürierter Kost • Alkohol- und Nikotinabstinenz • Gabe von anästhesierenden Lutschtabletten • Eiswürfel aus Tee oder Saft zum Lutschen • Mundspülung, ggf. mit Lidocain, z. B. als 0,2-prozentige Lösung, entspricht 1 g Lidocainhydrochlorid 100 % in 500 ml Mundspüllösung
Läsionen von Schleimhaut, Zahnfleisch und Zunge	Intakte Mundschleimhaut	• Bepinselung mit Myrrhe-Tinktur • Spülungen mit Kamillenlösung/-tee oder Ringelblumentee • Eislutscher

Soor- und Parotitisprophylaxe

Soor- und Parotitisprophylaxe werden oft in einem Atemzug genannt, weil die Pflegemaßnahmen zur Vorbeugung beider Erkrankungen ähnlich sind. Dennoch handelt es sich um zwei verschiedene Krankheiten mit unterschiedlichen Ursachen. Die Soorinfektion ist mit Abstand die häufigere der beiden.

Soor- und Parotitisprophylaxe umfassen folgende Maßnahmen der speziellen Mundpflege (▶ Tab. 4.8):

- Einschätzen des Soor- und Parotitisrisikos
- Planen geeigneter vorbeugender Maßnahmen
- Durchführen der geplanten Maßnahmen
- Auswerten der Maßnahmen: Waren sie erfolgreich oder nicht?

Soorprophylaxe

_____ **Definition** _____

Als **Soor** bezeichnet man eine Candidose, bei der nur Haut und Schleimhäute betroffen sind. Candidose ist eine Sammelbezeichnung für Infektionskrankheiten durch Pilze der Gattung Candida, wobei *Candida albicans* am häufigsten anzutreffen ist. Die Candidose wird auch als Candidosis, Candidiasis, Candidamycosis oder Kandidamykose bezeichnet.

Normalerweise herrscht in der Mundhöhle ein Gleichgewicht zwischen den über 500 Mikroorganismenarten (auch Hefepilze), die dort natürlicherweise vorkommen. Die Mikroorganismen hemmen sich gegenseitig in ihrem Wachstum, sodass weder die Bakterien noch die Pilze überhandnehmen. Muss ein Patient Antibiotika einnehmen oder leidet an einer starken Abwehrschwäche, überwiegen oft die Hefepilze, insbesondere der Hefepilz *Candida albicans,* der sich gern auf geschädigten Schleimhäuten ansiedelt. Ist nur die Mundschleimhaut betroffen, ist die Candidose *(Soor)* harmlos. Breitet sie sich aber auf den Verdauungstrakt bzw. die Atemwege aus oder nimmt sie einen chronischen Verlauf, bekommt der Patient z. T. massive Beschwerden.

Welche Patienten sind gefährdet?

Risikofaktoren einer Candidose in der Mundhöhle sind:

- Allgemeine Abwehrschwäche und schlechter Allgemeinzustand
- Unzureichende Mundpflege
- Antibiotikaeinnahme
- Nahrungskarenz
- Diabetes mellitus.

Maßnahmen der **Soorprophylaxe**

- Mindestens einmal täglich sorgfältige Inspektion der Mundhöhle
- Regelmäßige Mund- und Zahnpflege, ggf. Mundpflege intensivieren
- Mundschleimhaut feucht halten und Speichelfluss anregen

- Bei großer Abwehrschwäche, z. B. bei onkologischen oder Intensivpatienten, ist eine prophylaktische Schleimhautdesinfektion sinnvoll
- Wenn möglich, Flüssigkeitszufuhr steigern.

Maßnahmen der **Soorbehandlung**
- Maßnahmen der Prophylaxe intensivieren
- 2- bis 3-mal täglich Mundschleimhaut desinfizieren
- Auf Arztanordnung lokales Antimykotikum (z. B. Moronal®-Suspension) verabreichen; Pipette darf nicht den Mund berühren, um eine Kontamination der Lösung zu vermeiden
- Einmalzahnbürsten verwenden
- Zahnprothesen nach der mechanischen Reinigung in einem farblosen Schleimhautdesinfektionsmittel einlegen oder Reinigungstabletten mit fungizider Wirkung verwenden; Einwirkzeit nach Herstellerangaben beachten
- Bei Säuglingen und Kleinkindern Sauger an Trinkflaschen und Beruhigungssauger nach Benutzung desinfizieren, z. B. in einem Vaporisator.

Parotitisprophylaxe

Definition

Parotitis: Entzündung der Ohrspeicheldrüse (Glandula parotis, Parotis), hervorgerufen durch Staphylokokken oder Streptokokken.

Drei große Speicheldrüsenpaare und zahlreiche kleinere geben kontinuierlich Speichel in die Mundhöhle ab. Beim Essen wird der Speichelfluss deutlich gesteigert. Normalerweise können keine Bakterien in die Ausführungsgänge dieser Drüsen gelangen und dort eine Entzündung verursachen. Der ständig fließende Speichel spült sie sofort hinaus. Bei längerer Nahrungskarenz oder erheblichem Flüssigkeitsmangel wird jedoch weniger Speichel gebildet, wodurch Keime in die Ausführungsgänge dringen können: Eine stark schmerzhafte und druckempfindliche Entzündung der Ohrspeicheldrüse (meist nur auf einer Seite) ist die Folge. Die Speicheldrüse schwillt dabei deutlich sichtbar an, der Betroffene klagt über Schmerzen beim Kauen.

Maßnahmen der Parotitisprophylaxe
Ziel ist es, den Speichelfluss anzuregen, durch:
- Vermehrte Kautätigkeit, z. B. durch Kauen von Kaugummi, Brotrinde oder Dörrobst; Erhaltung der oralen Ernährung
- Lutschen von Eiswürfeln oder Zitronenscheiben
- Ausreichende Flüssigkeitszufuhr
- Kaubewegungen des Patienten
- Massage der Parotis vor dem Ohr.

4.4 Körper- und Mundpflege nach dem Affolter-Konzept

___ Definition ___

Das therapeutische Führen nach Affolter ist ein rehabilitativer Ansatz, der auf das Affolter-Konzept der schweizerischen Entwicklungspsychologin Félicie Affolter zurückgeht. Dieses Konzept wird auch als „Geführte Interaktionstherapie" bezeichnet. Affolter entwickelte es während ihrer jahrelangen Arbeit mit wahrnehmungsgestörten Kindern, heute gehört es zu den wichtigsten therapeutischen Ansätzen in der Arbeit mit wahrnehmungsgestörten Patienten in der Neurologie. Intention ist es, den Menschen und seine gestörte taktil-kinästhetische Wahrnehmung zu fördern bzw. diese neu zu erlernen.

Das therapeutische Führen basiert auf der Annahme, dass bei Patienten, deren **taktil-kinästhetische Wahrnehmung** verändert ist, auch deren Interaktion mit der Umwelt gestört ist. Es ergibt sich eine mangelhafte Handlungskompetenz der Betroffenen zur Bewältigung von Alltagsanforderungen, die sich z. B. dadurch äußern kann, dass:
- Gegenstände nicht sicher oder gar nicht festgehalten werden können
- Zielgerichtete Bewegungen misslingen
- Formen nicht taktil unterschieden werden können
- Die Verbindung von taktiler und visueller Wahrnehmung gestört ist und damit die Augen-Hand-Kontrolle versagt
- Betroffene erst auf maximalen Widerstand reagieren, ein Stift also z. B. so fest wie möglich auf das Papier gedrückt wird.

Praktisch bedeutet therapeutisches Führen, dass alltägliche Handlungsabläufe, die von den Patienten nicht alleine durchgeführt werden können, von ihnen gemeinsam mit den Pflegenden ausgeführt werden (▶ Abb. 4.5). Diese Interaktionserfahrungen mit der Umwelt ermöglichen einen Lernprozess. Die Abläufe sollen für die Betroffenen spürbar, begreifbar und wieder vertraut werden, sodass Selbstständigkeit im Handeln wieder zurückgewonnen wird.

___ Definition ___

Der Begriff der **taktil-kinästhetischen Wahrnehmung** besteht aus zwei Teilen:
- Unter taktiler Wahrnehmung (Tastsinn oder *Oberflächensensibilität*) wird die Aufnahme von Reizen über Rezeptoren der Haut verstanden. Sie vermitteln Eindrücke wie Schmerz, Wärme, Kälte, vor allem aber Berührung und Druck
- Das Wort „Kinästhesie" (griech.) heißt so viel wie „Bewegungsempfindung". Über Rezeptoren in Muskeln, Sehnen und Gelenken werden durch die kinästhetische Wahrnehmung *(Tiefensensibilität)* die Lage einzelnen Körperteile, ihre Stellung zueinander sowie ihre Bewegungsrichtung wahrgenommen und gesteuert.

Taktile und kinästhetische Wahrnehmung sind nur theoretisch voneinander abzugrenzen, da sie beim Ausführen einer Handlung immer zusammenwirken. Sind sie gestört, wird auch die Wahrnehmung und Interpretation von anderen Sinneseindrücken beeinflusst.

Therapeutisches Führen kann häufig im Rahmen der anderen in diesem Buch vorgestellten Konzepte (*Basale Stimulation*, ▶ Kap. 6 und *Bobath-Konzept*, ▶ Kap. 7) angewandt werden. Vor allem in der Rehabilitation von Menschen nach einem Schlaganfall, nach Hirnblutungen und nach Schädel-Hirn-Traumen hat es sich bei entsprechender Symptomatik bewährt.

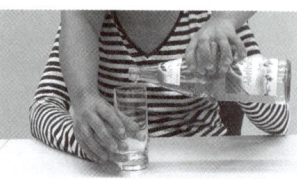

Abb. 4.5 Die geführten Handlungsabläufe sollten für die Betroffenen alltagsrelevant sein und eine Problemlösung ermöglichen. [O408]

Merke

Wichtig ist es zu beachten, dass die geführten Handlungen sich auf konkrete Alltagsaufgaben und Probleme der Betroffenen beziehen, es handelt sich also nicht um künstlich geschaffene Übungssituationen.

4.4.1 Ziele des therapeutischen Führens

- Der Patient bekommt Informationen vermittelt und die Gelegenheit sie zu verarbeiten
- Er erkennt Ursache-Wirkungszusammenhänge („Ich verändere die Umwelt, die Umwelt verändert mich")
- Das Gehirn reorganisiert sich neu
- Die Verbindung und Abstimmung der verschiedenen sinnlichen Informationen ist wieder möglich
- Problemlösendes Handeln ist wieder möglich.

Das Führen kann bei zahlreichen Pflegehandlungen und nicht nur bei der Mund- bzw. Körperpflege oder beim Ankleiden eingesetzt werden. Besonders bei Patienten mit schweren zerebralen Schädigungen und starker Bewegungseinschränkung ist es sinnvoll, auch bei der Positionie-

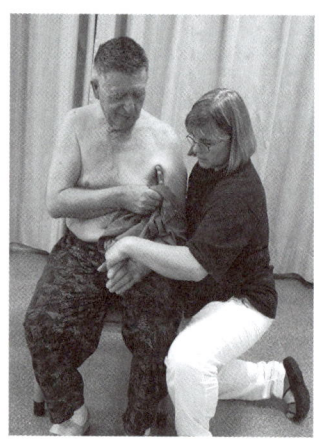

Abb. 4.6 Prinzip des Führens eines stärker betroffenen Armes bei Hemiplegie. [M292]

rung und Mobilisation nach den Prinzipien des Führens vorzugehen. Die Betroffenen haben Schwierigkeiten, ihre direkte Umwelt und sich selbst in dieser Umwelt wahrzunehmen. Angst und eine erhöhte Körperspannung können die Folge sein. Durch geführte Berührungen des eigenen Körpers bekommt der Patient ein Gefühl für sich und seine Umgebung. So wird der Betroffene aktiv in die Pflege einbezogen und erhält regelmäßige und sinnvolle Lernangebote, durch die gleichzeitig motorische, kognitive und emotionale Erfahrungen gemacht werden. Der Grundgedanke ist, dass der Patient dabei nicht passiv bleibt, sondern die Handlung, bei der er geführt wird, aktiv miterlebt. Es soll nicht für, sondern *mit* dem Betroffenen etwas gemacht werden und seine tatsächlichen Bedürfnisse müssen im Mittelpunkt stehen (geführte Interaktion).

Merke

Das Führen hat einen großen therapeutischen Nutzen, ist für die Pflegenden aber sehr zeitaufwendig. Deshalb ist es wichtig, dass das Konzept von allen an der Therapie Beteiligten unterstützt und kontinuierlich umgesetzt wird; von anderen Therapeuten (vor allem in der Ergotherapie ist es ein wichtiger therapeutischer Ansatz) oder, nach Anleitung, auch von den Angehörigen.

4.4.2 Prinzipien des therapeutischen Führens

- Geführte Handlungen sollten für die Patienten alltagsrelevant sein
- Eine stabile Unterlage (Widerstand und Widerstandsveränderungen spüren) bildet die Grundlage, um die Bewegungen des eigenen Körpers bewusst wahrnehmen zu können und die Umgebung zu erkunden
- Während des Führens stehen die Pflegenden, wenn möglich, hinter oder neben dem Patienten (▶ Abb. 4.5 und ▶ Abb. 4.6)
- Sie setzen immer den Körperteil ein, der dem Geführten entspricht. So liegt z. B. die linke Hand der Pflegenden auf der linken Hand des Patienten (▶ Abb. 4.5)
- Wo nötig, sollten beide Körperhälften abwechselnd geführt werden
- Ziel, Reihenfolge und die physiologischen Abläufe der einzelnen Handlungsschritte müssen den Pflegenden klar sein
- Die Betroffenen sollten ihre ganze Aufmerksamkeit auf die Handlung richten, um so möglichst alle Spürinformationen zu erfassen. Deshalb sollte eine ruhige Umgebung (kein Fernsehen, keine Musik, keine Hektik etc.) geschaffen und während des Führens nicht gesprochen werden. Notwendige Erläuterungen erfolgen also *vor* der Maßnahme
- Auch die jeweils nicht geführte Seite sollte so in die Handlung einbezogen werden, wie dies auch bei der selbstständigen Ausführung stattfinden würde
- Zu nutzende Gegenstände sollen vom Betroffenen taktil erspürt und selber gehalten werden – wenn notwendig mit Hilfe

- Nach jeder Handlung soll der Patient Zeit haben, seine Haltung und Position zu erfassen und nachzuvollziehen
- Nimmt die Eigenaktivität des Patienten zu, sollte die Unterstützung abnehmen oder, je nach Ziel, die Herausforderung gesteigert werden und umgekehrt.

ACHTUNG

Vorsicht bei spastischer Symptomatik und Schulterproblemen! Beim Führen kann es zum Auslösen oder zur Verstärkung einer spastischen Reaktion kommen, z. B. beim mehr betroffenen Arm nach einem Schlaganfall. Tritt dies auf, sollten die Sitzhaltung und die Position des Betroffenen korrigiert werden. Wenn diese Maßnahme keinen Erfolg zeigt, darf mit der Übung nicht weiter fortgefahren werden, um dem Patienten kein ungünstiges Lernangebot zu machen. Auch bei einem noch schlaffen Muskeltonus der Schultern ist Vorsicht geboten, um Problemen wie der schmerzhaften und subluxierten Schulter bzw. dem Schulter-Hand-Syndrom vorzubeugen.

LESE- UND SURFTIPP

Affolter, Félicie: Wahrnehmung, Wirklichkeit und Sprache. 10. Unveränd. Auflage. Verlag Neckar-Verl, Villingen-Schwenningen 2007.
Hofer, Adrian: Das Affolter-Modell®: Entwicklungsmodell und gespürte Interaktionstherapie. 1. Auflage. Pflaum Verlag, 2009.

4.5 Wickel und Auflagen

Definition

Wickel: Einwickeln eines Körperteils in mehrere Tücher. Das Innentuch, Träger der Wirksubstanz, wird dabei von einem Zwischentuch bedeckt. Darüber wird das Außentuch zur Fixierung und zum Wärme- bzw. Kälteschutz gewickelt.
Auflagen: Anbringen einer Auflage bzw. einer Kompresse auf eine bestimmte Körperstelle. Ein Waschlappen oder ein Frotteetuch dienen als Zwischentuch. Die Fixierung erfolgt meist durch ein zirkulär angebrachtes Außentuch.

Wickel und Auflagen können je nach Indikation heiß, temperiert (warm) oder kalt, trocken oder feucht angewendet werden und mit verschiedenen Zusätzen (z. B. Tees, Ölmischungen und Salben) versehen sein (▶ Tab. 4.9). Heiße Wickel regen an, lauwarme beruhigen.
Die **Temperatur** des Wickels wird immer individuell dem Alter, der Herzfunktion und der Körpertemperatur des Patienten sowie dem Ziel des Wickels angepasst. Als Richtwerte können gelten:
- Kalte Wickel haben die Temperatur des Leitungswassers (ca. 17 °C)
- Warme Wickel nicht zu heiß auflegen, aber wärmer als die Körpertemperatur (ca. 38 °C)

- Heiße Wickel mit ca. 80 °C (eher zu warm) vorbereiten und mit dem Dampf des Wickels den Patienten an die Wärme gewöhnen
- Bei kühlen bis lauwarmen Wickeln wirkt eher das beigegebene Mittel, bei heißen Wickeln die Wärme und das Wasser.

Bei der **Anwendung** von Wickeln und Auflagen ist grundsätzlich zu beachten:
- Die Anwendung mit dem behandelnden Arzt abstimmen
- Maßnahme sinnvoll in den Tagesablauf des Patienten einplanen
- Sich beim Patienten nach seinem Befinden und der Wirkung des Wickels erkundigen: Wärmewirkung? Schmerzlinderung? Juckreizmilderung?
- Die Häufigkeit der Anwendung der Wickel nach individuellen Gesichtspunkten bestimmen, häufig wird ein Wickel mehrmals täglich angewendet, z. B. kühlende Wickel
- Dokumentation von Art und Wirkung des Wickels oder Auflage im Pflegebericht.

Merke

Die äußere Anwendung gliedert sich grundsätzlich in drei Teile: Vorbereitung, Anwendung bzw. Wickelzeit und Nachruhe.

Vorbereitung

- Maßnahme mit dem Patienten besprechen und fragen, ob er vorher zur Toilette gehen möchte
- Zimmer lüften und für Ruhe sorgen, z. B. Fernsehen, Radio, Telefon ausschalten und Türschild anbringen
- Temperatur der Füße kontrollieren, bei kalten Füßen Wärmflasche (60 °C) vorbereiten
- Wasser herrichten, Wassertemperatur nach Indikation.

Anwendung

- Keine synthetischen Stoffe für Innen- oder Außentücher verwenden (Gefahr des Wärmestaus); als Innentuch eignen sich z. B. Baumwollwindeln, Geschirrtücher oder Stofftaschentücher, als Zwischentücher Waschlappen oder Frotteetücher, als Außentücher z. B. Duschtücher, Stecklaken, Molton-Flanelltücher oder im häuslichen Bereich auch Wolltücher
- Innentuch nass machen, auswringen und faltenfrei auflegen oder anlegen; Leinen- oder Baumwolltuch darüber wickeln und ggf. mit einem Wolltuch abdecken
- Bei einem feucht-warmen Wickel zusätzlich eine Wärmflasche auflegen
- Der Patient sollte sich auf die Wirkung des Wickels oder der Auflage einlassen und z. B. der Ausbreitung von Wärme nachspüren
- Er wird angehalten, sich bei unangenehmen Empfindungen (z. B. Hitze, Brennen, Jucken) sofort bei den Pflegenden zu melden
- Beim Abnehmen des Wickels beobachten Pflegende die Haut genau auf allergische Reaktionen und trocknen die Haut gründlich ab.

Nachruhe

Die Phase der **Nachruhe** sollte mindestens 30 Min. dauern; Pflegende achten darauf, dass der Patient nicht gestört wird. Bei Auffälligkeiten messen sie Puls und Blutdruck.

Tab. 4.9 Übersicht über verschiedene Öle und deren Anwendungsmöglichkeiten.

Öl	Wirkung	Einsatzmöglichkeiten	Auflageort	Besonderheiten/Kontraindikationen
Lavendel (Lavandula augustifolia)	• Beruhigend • Harmonisierend	• Unruhe • Schlafstörungen	Brust (Ölkompresse)	• Depression • Akinese
Melissenöl (Ölmischung von Wala)	• Krampflösend	• Bauchkrämpfe	Bauch (Ölkompresse)	• Akute Baucherkrankungen • Appendizitis
Johanniskrautöl (fettes Basisöl ohne ätherische Öle)	• Wärmend • Schmerzstillend	• Muskelverspannungen	Rücken (Ölkompresse)	• Akute entzündliche Erkrankungen
Thymianöl (Thymian linalool)	• Hustenreizmildernd	• Reizhusten	Brust (Ölkompresse)	• Allergie auf die Inhaltsstoffe
Eukalyptusöl (Eukalyptus globulus)	• Entzündungshemmend • Krampflösend	• Harnverhalt • Blasenentzündung	Blasenbereich (Ölkompresse)	• Allergie auf die Inhaltsstoffe
Pfefferminzöl (Mentha piperita)	• Kühlend • Schmerzlindernd	• Kopfschmerzen	Schläfen und Stirn (Einreibung)	• Nicht bei Kindern einsetzen • Nicht in die Augen reiben

ACHTUNG

- Nie Wärmflaschen mit kochend heißem Wasser zubereiten (Gefahr von **Verbrennungen**). Die Wassertemperatur für Wärmflaschen beträgt ca. 50–60 °C
- Das Temperaturempfinden ist individuell unterschiedlich. Die Äußerungen des Patienten sind immer ernst zu nehmen und die

> Maßnahme darauf abzustimmen. Bei 39 °C Fieber ist ein Wadenwickel von 37 °C ein kühler, sogar abkühlender Wickel
> - Keine heißen Wickel bei Patienten mit eingeschränktem Temperaturempfinden anwenden, z. B. bei Wahrnehmungsstörungen, instabilen Kreislaufverhältnissen etc. Hier sind Ölkompressen besser geeignet *(unten)*
> - Patienten nicht unbeabsichtigt im Wickel schwitzen lassen, denn Schwitzen belastet den Kreislauf.

Arten von Wickeln und Kompressen

Je nach Zusatz oder Applikationsort unterscheidet man:
- **Ölkompressen** sind wegen ihrer leichten Handhabung und schnellen Zubereitung gut einsetzbar. Es gibt eine Vielzahl von Ölen mit unterschiedlicher Wirkung (▶ Tab. 4.9). Eine Lavendelölauflage z. B. wirkt beruhigend, ausgleichend, krampflösend und antiseptisch; sie wird u. a. bei Nervosität, Stress sowie Ein- und Durchschlafstörungen eingesetzt. Ölkompressen lassen sich gefahrlos bei Patienten mit eingeschränktem Temperaturempfinden *(siehe oben)* sowie in der Palliativpflege und Sterbebegleitung einsetzen. Öle werden nur stark verdünnt auf die Haut aufgetragen
- **Feucht-heiße Bauchauflagen** werden z. B. durchgeführt bei Patienten mit Bauchkrämpfen, Blähungen, Obstipation, prämenstruellem Syndrom sowie bei Kindern mit „Kummerbauchweh"
- **Quarkauflagen** wirken schmerzlindernd, kühlend, entzündungshemmend und abschwellend. Sie werden z. B. angewendet bei Verstauchungen, Prellungen, oberflächlicher Thrombophlebitis, Sonnenbrand, Insektenstichen, Halsschmerzen und Mastitis. Neben Quark gibt es noch weitere Zusätze, die als Wickel oder Auflagen aufgebracht werden können (▶ Tab. 4.10).

ACHTUNG

Nicht angewendet werden darf eine **Ölkompresse,** wenn der Patient allergisch reagiert oder den Duft nicht mag.
Feucht-heiße Bauchauflagen dürfen nicht durchgeführt werden bei unklaren akuten Bauchschmerzen, schwerer Herzinsuffizienz, Gerinnungsstörungen oder bei akuten Nieren- und Gallenkoliken mit Fieber.

Besonderheiten bei Kindern

- Der Temperaturhaushalt von Kleinkindern und Säuglingen reagiert empfindlicher auf Wärme und Kälte. Daher sind Wickel und Auflagen grundsätzlich weniger heiß bzw. weniger kalt anzuwenden als bei Erwachsenen. Ein kalter Wickel sollte handwarm, ein heißer Wickel warm sein
- Ätherische Öle erst ab sechs Monaten in geringen Konzentrationen einsetzen, 0,5–1-prozentig

- Wickel dürfen nur angewendet werden, wenn der Körper des Kindes warm ist
- Bei Kindern, die sich sprachlich noch nicht verständlich machen können, ist die Körpersprache als Reaktion auf die Maßnahme genau zu beobachten
- Kinder können in die Maßnahme einbezogen werden (sie können z. B. den Quark auf die Kompresse streichen). Bei skeptischen Kindern kann die Anwendung vorher z. B. an einer Puppe demonstriert werden oder das Kind darf selbst einen Wickel an einer Puppe anlegen
- Bei unruhigen Kindern müssen ggf. andere als die üblichen Materialien für einen Wickel gewählt werden. So sind z. B. bei einem Wadenwickel statt der Frottiertücher, die bei Kindern leicht verrutschen, im Fachhandel spezielle Außentücher mit Bändern erhältlich. Die Bänder, die sich an dem Wickeltuch befinden, werden fest angewickelt und damit der gesamte Wickel fixiert.

Tab. 4.10 Übersicht über verschiedene feste Zusätze und ihre Anwendungsmöglichkeiten.

Zusatz	Einsatzmöglichkeit (z. B.)	Durchführung
Zwiebel	Ohrenschmerzen	Kleingeschnittene, angewärmte Zwiebel in Mullkompresse
Leinsamen	Muskelverspannungen	Aufgekochter Brei aus Leinsamen und Wasser
Zitrone	Pneumonieprophylaxe	Zitronenwasser durch Einritzen der Schale herstellen (Freisetzen der ätherischen Öle)
Kamille	Bauchkrämpfe	Teezubereitung als Aufguss mit Kamille (Echte Kamille, Matricaria recutita)

5 Pflegestandards

Definition

Ein **Pflegestandard** umschreibt eine für einen Leistungserbringer (z. B. ambulante oder stationäre Pflegeeinrichtung) verbindliche pflegerische Leistung, ist qualitativer Leistungsnachweis gegenüber den Kostenträgern und dem alten Menschen selbst sowie ein Instrument der Qualitätssicherung. Da das jeweilige Leitbild, Pflegemodell und Konzept den Aufbau und Inhalt der Standards beeinflussen, werden professionelle Standards deshalb erst nach deren Beschreibung entwickelt.

Nach dem **ICN** *(International Council of Nurses)* sind Standards Werkzeuge, mit denen die Qualität von Dienstleistungen geplant, eingeführt und bewertet werden kann. Sie zeigen auf, dass die Pflege eine Verantwortung hat gegenüber der Gesellschaft, dem Pflegebedürftigen und dem Gesetzgeber, ebenso wie gegenüber dem Berufsstand und seinen Mitgliedern (ICN, 1991).

Dienstleistungsstandards dienen in erster Linie der Darstellung der Dienstleistung und Information der Klienten über Art und Umfang der Dienstleistungen. Sie umfassen Bereiche der Unterbringung sowie der gesamten Versorgung in einer Einrichtung und können als Teil des Heimvertrags gesehen werden.

Bei Pflegestandards werden im Sinne der Qualitätssicherung folgende **Ebenen** standardisiert:

- Die Struktur einer Dienstleistung, z. B. Anzahl und Qualifikation des durchführenden Personals, erforderliches Material und der Zeitbedarf für die Durchführung
- Der Prozess einer Dienstleistung, z. B. die Gründe für die Erbringung (Indikation, Pflegediagnose), die Ziele (gleichzeitig Beurteilungskriterien zur Überprüfung) und die Durchführung (Prinzipien, Handlungsschritte)
- Das Ergebnis einer Dienstleistung, z. B. der alte Mensch äußert, dass er mit der Durchführung der Maßnahme zufrieden ist oder seine Selbstständigkeit zugenommen hat.

Grob richtungsweisende Standards werden auch als Makrostandards, detaillierte Standards als Mikrostandards bezeichnet.

- **Handlungsorientierte Pflegestandards** beschreiben in der Regel Maßnahmen der direkten Pflege und die Ausführung von ärztlich angeordneten Maßnahmen und sind Mikrostandards; um dem aktuellen Stand der pflegewissenschaftlichen Erkenntnisse zu entsprechen,

müssen sie auf den vorhandenen nationalen Expertenstandards basieren und diese präzisieren
- **Nationale Expertenstandards** werden vom deutschen Netzwerk für Qualitätsentwicklung DNQP seit dem Jahr 2000 veröffentlicht
- Dagegen beschreiben **Problemlösungs- und Organisationsstandards** in Form von Richtlinienstandards die indirekte Pflege und sind deshalb Makrostandards.

Handlungsorientierte Pflegestandards

Handlungsorientierte Pflegestandards sind fester Bestandteil der individuellen Pflegeplanung, mit denen gleiche Vorgänge mit minimalem Schreibaufwand bei maximaler Genauigkeit dokumentiert werden können. Sie werden z. B. durch Kürzel in die individuelle Pflegeplanung integriert. Durch die Standardisierung können benötigte Pflegematerialien im Voraus erfasst und effektiver beschafft werden. Neue Mitarbeiter, Auszubildende, Hilfskräfte sowie längere Zeit abwesende Pflegekräfte lassen sich schnell und unkompliziert einarbeiten, Bewerber können sich über die Besonderheiten einer neuen Arbeitsstelle informieren.

Standardpflegepläne können zwar ein informatives Nachschlagewerk für die Pflege sein, eine unkritische Übernahme in die Pflegeplanung entspricht jedoch nicht dem Leitgedanken des Pflegeprozesses, da bei jedem Pflegebedürftigen individuelle Pflegeprobleme und Erkrankungen vorliegen, die individuell angepasste Pflegemaßnahmen und Zielformulierungen erfordern. Ebenso wenig können Standards bei Notfällen in die Pflegeplanung integriert werden. Sie sind jedoch Leitfaden für die im Notfall erforderlichen Handlungsschritte.

Inhalt und Anforderungen eines handlungsorientierten Pflegestandards:
- **Ziele,** die erreicht werden sollen
- **Material,** das vom Träger der Einrichtung oder durch Arztanordnung und Versicherungsträger zur Durchführung der Maßnahme bereitgestellt wird
- **Durchführung:** Beschreibt das Vorgehen bei Pflegehandlungen, damit sie von allen Teammitgliedern einheitlich und korrekt anwendbar sind
- **Personal:** Festlegung von Anzahl und Ausbildung des Personals, das vom Träger der Einrichtung zur Verfügung gestellt bzw. von den Pflegekassen vorgegeben wird
- **Ergebnisse,** die erreicht wurden
- **Genaue Bezeichnung** der Dienstleistung
- **Indikation und Häufigkeit** der Maßnahme
- **Benennung des Zeitpunkts** der Erstellung
- **Laufende Anpassung** des Standards an den aktuellen Stand der medizinisch-pflegerischen Erkenntnisse
- **Benennung der Fachliteratur** und sonstigen Quellen, die zur Bearbeitung herangezogen wurden
- **Namen** der erstellenden und verantwortlichen Pflegenden.

Nationale Expertenstandards

Expertenstandards sind **nationale Leitlinien** für die Pflege und geben den aktuellen Stand der wissenschaftlichen Erkenntnisse wieder. Sie entsprechen damit den Anforderungen des Pflegeversicherungsgesetzes an die Pflege. Gerichte verwenden Expertenstandards als Maßstab zur Beurteilung eines Falls. Sie müssen daher in den Einrichtungen präzisiert und umgesetzt werden. Dies erfordert, dass alle Pflegefachkräfte die Standards und die auf die Einrichtung bezogene Umsetzung kennen.

Problemlösungs- und Organisationsstandards

Neben der direkten pflegerischen Leistung am alten Menschen müssen in einer Pflegeeinrichtung von den Pflegenden auch andere Aufgaben erfüllt werden, z. B.:
- Erstellung und Anpassung einer Pflegeplanung
- Koordinations-, Vermittlungs-, Beratungsleistungen
- Leistungen zur Organisation
- Instandhaltung von medizinischen Geräten und Hilfsmitteln.

Im Rahmen der Leistungserfassung und Qualitätssicherung ist es sinnvoll, auch diese Maßnahmen zu standardisieren.

Vorgehen beim Erstellen von Pflegestandards

Standardvorgaben unter Verantwortung des Trägers der Einrichtung und der leitenden Pflegefachkraft formulieren; dabei sind zu berücksichtigen:
- Bedürfnisse des Pflegebedürftigen
- Zielsetzung, Pflegemodell und Konzept der Einrichtung
- Rahmenbedingungen der Einrichtung
- Standardvorgaben den Gegebenheiten anpassen
- Erfahrungen und Einwände aller MitarbeiterInnen berücksichtigen und diskutieren
- Endgültige Formulierung durch kleine Gruppe von 4–6 Mitarbeitern
- So konkret wie möglich formulieren, dabei aber möglichst flexibel gestalten
- So viel Standards wie nötig, aber so wenig wie möglich herstellen
- Jedem Standard ein Kürzel oder eine Nummer zuordnen
- Standards aufeinander abstimmen
- In einem Probelauf auf Praxistauglichkeit überprüfen und dann endgültig formulieren
- In regelmäßigen Zeitabständen Standards im Hinblick auf Funktionalität und fachlich neue Erkenntnisse aktualisieren.

Strukturieren der Pflegestandards

Es ist sinnvoll, die Standards entsprechend der Struktur des in der Einrichtung verwendeten Pflegemodells zu unterteilen. Da das **AEDL-Strukturmodell** (Aktivitäten und existenzielle Erfahrungen des Lebens) in der Pflege sehr verbreitet ist, wurden die in diesem Kapitel vorgestellten Pflegestandards nach dem AEDL-Modell strukturiert.

Arbeiten mit Pflegestandards

Es gibt verschiedene Möglichkeiten, wie mit Standards gearbeitet werden kann:
- Standards als direktes Arbeitspapier für jeden Pflegebedürftigen verwenden, mit dessen Namen versehen und zu dessen Unterlagen legen, die Durchführung wird auf diesem Arbeitspapier dokumentiert
- Standards in einem alphabetisch, numerisch oder nach pflegerischen Gesichtspunkten geordneten Ordner oder Karteikasten aufbewahren. Die Dokumentation der Durchführung einschließlich der individuellen Veränderungen erfolgt im Dokumentationssystem
- Standards in der EDV werden einem Patienten zugeordnet und angepasst.

Bei der individuellen Pflegeplanung werden zu verwendende Standards mit dem Kürzel oder der Nummer aufgenommen. Wenn es vertretbar ist, kann bei Besonderheiten und Wünschen des Pflegebedürftigen vom Standard abgewichen werden. Es ist genau zu dokumentieren, wann welche individuellen Änderungen bei welchem Pflegebedürftigen warum erforderlich sind *(Wer? Wann? Welche? Warum?)*. Der so erarbeitete individuelle Pflegestandard wird von der Pflegenden, die ihn erstellt hat, mit Name und Datum unterschrieben. Er ist in Verbindung mit dem individuellen Pflegeplan Arbeitsanweisung für alle Mitarbeiter.

5.1 Standard „Ganzwaschung eines bettlägerigen alten Menschen"

Ziele
- Der alte Mensch ist entspannt und fühlt sich wohl
- Die Bedürfnisse und Gewohnheiten des alten Menschen sind berücksichtigt
- Die Selbstständigkeit und Wahrnehmungsfähigkeit des alten Menschen werden entsprechend der individuellen Ziele gefördert
- Die Haut des alten Menschen ist intakt und gepflegt
- Hautveränderungen werden vom alten Menschen oder von den Pflegenden wahrgenommen und dokumentiert
- Der alte Mensch erhält bei Hautveränderungen ärztliche Behandlung.

Material
- Sichtschutz, z. B. „Spanische Wand" oder Vorhang, falls erforderlich
- Freie Ablagefläche für Waschutensilien (z. B. Nachttisch) und Positionierungshilfsmittel (z. B. Beistelltisch oder Stuhl)
- Steckbecken, Papier
- Zwei Handtücher
- Zwei Waschlappen
- Zahnbürste, Zahnpasta, Zahnbecher mit lauwarmem Wasser, evtl. Mundwasser, Zahnprothesenschale

5.1 Standard „Ganzwaschung eines bettlägerigen alten Menschen" 103

- Nierenschale zum Mundspülen
- Waschschüssel
- PH-neutrale Seife oder Syndet
- Hautlotion (Wasser-in-Öl-Präparat oder pflanzliche Öle)
- Einmalhandschuhe, Wandspender (für Händehygiene)
- Abfallbehälter
- Frisches Nachthemd oder frischer Schlafanzug
- Kamm, Bürste, Haarspangen, Spiegel
- Rasierapparat, evtl. Rasierwasser
- Evtl. Make up, Eau de Toilette.

Durchführung
- Eigene Information
- Begrüßung und Information des alten Menschen, Information während der ganzen Handlung beibehalten
- Fenster schließen, Wünsche erfragen, z. B. Blasen-, Darmentleerung
- Intimsphäre schützen, während des gesamten Vorgangs Mimik, Gestik und Hautzustand beobachten
- Bett auf Arbeitshöhe einstellen
- Positionierungshilfsmittel aus Bett entfernen
- Alten Menschen auf Rücken lagern
- Kopfteil hochstellen
- Handtuch unter Kinn legen
- Mundpflege, bei Bedarf Prothese reinigen und einsetzen (lassen); bei Kontakt mit Mund oder Zahnprothese Schutzhandschuhe tragen
- Alten Menschen Wassertemperatur testen lassen
- Handtuch unter den Kopf legen
- Gesicht und Ohren waschen (lassen) mit untergelegtem Handtuch abtrocknen (lassen)
- Evtl. äußere Gehörgänge mit Wattestäbchen reinigen, in den Abwurf legen
- Bett je nach Wunsch (Schmerzen, Atmung) flachstellen
- Kopfkissen aus dem Bett nehmen, Nackenkissen belassen
- Decke bis zu den Leisten zurückschlagen
- Nachthemd oder Schlafanzugjacke ausziehen, möglichst lange auf Oberkörper belassen
- Hände und Arme waschen (lassen), jeweils Handtuch unterlegen und abtrocknen (lassen)
- Hals, Brust, Achselhöhlen und Bauch waschen und abtrocknen (lassen)
- Hautfalten gut trocknen und beobachten, Intertrigoprophylaxe (▶ 8.2)
- Alten Menschen auf die Seite drehen (alternativ Oberkörper vorbeugen lassen)
- Handtuch auf die Bettfläche am Rücken legen, Nacken und Rücken bis in Höhe der großen Rollhügel waschen, abtrocknen und eincremen

- Zum tiefen Durchatmen auffordern
- Auf den Rücken drehen, Oberkörper eincremen
- Frisches Nachthemd oder Schlafanzugjacke anziehen (lassen)
- Decke ganz aus dem Bett entfernen
- Intimbereich abdecken
- Beine und Füße waschen, jeweils Handtuch unterlegen, abtrocknen und eincremen
- Waschwasser wechseln und alten Menschen Wassertemperatur testen lassen
- Bauchdecke, Leisten und Oberschenkel waschen und abtrocknen
- Wenn möglich Intimbereich durch alten Menschen selbst waschen lassen; wenn nicht:
  - Schutzhandschuhe bei Intimhygiene und bei Kontakt mit Blut und Ausscheidungen anziehen
  - Bei der Frau: Genitalbereich vorsichtig von vorne nach hinten waschen und trocknen
  - Beim Mann: Penis waschen, Vorhaut zurückschieben und Eichel waschen, Vorhaut über die Eichel schieben, Hoden waschen, abtrocknen
- Alten Menschen auf die Seite drehen
- Handtuch auf die Bettfläche am Gesäß legen, Gesäß und Analregion von vorn nach hinten waschen sowie abtrocknen und eincremen
- Kurz auf andere Seite drehen, zweite Gesäßhälfte waschen und trocknen
- Nachthemd herunterstreifen oder Schlafanzughose anziehen
- Bequem lagern und zudecken
- Gesichtspflege:
  - Bei der Frau: auf Wunsch Make up, Eau de Toilette, Haare kämmen, Frisur legen
  - Beim Mann: Rasieren, auf Wunsch Rasierwasser auftragen, Haare kämmen
- Wünsche erfragen, Klingel in Reichweite legen
- Material entsorgen, reinigen und aufräumen
- Eigene Händehygiene
- Durchführung, Besonderheiten und Beobachtungen in Dokumentationssystem eintragen.

Ganzwaschung bei wahrnehmungsbeeinträchtigten alten Menschen

Die Ganzwaschung wird wie beim bettlägerigen alten Menschen durchgeführt. Zusätzlich (gemäß der *Basalen Stimulation* nach Christel Bienstein und Andreas Fröhlich, ▶ Kap. 6) beachten:

- Ruhig arbeiten, berühren und klare Informationen geben
- Gleiche Arbeitsweise und -ablauf (Ritual) von allen Betreuenden anwenden

- Möglichst am Körperstamm beginnen, von der Körpermitte zur Peripherie arbeiten
- Deutlich und flächig beginnen und enden, Finger dürfen nicht dominieren, keine punktuellen Berührungen (diffuse Wahrnehmungen mobilisieren Abwehr und Spastik)
- Mit konstantem Druck arbeiten
- Symmetrisch arbeiten
- Waschen in Richtung des Haarwuchses beruhigt, gegen den Haarwuchs regt an
- Stimulation der Blasenregion kann Harnentleerung hervorrufen
- Vibrationen einsetzen (Elektrorasierer, Zahnbürste, Vibrax)
- Evtl. Schaukelbewegungen
- Angehörige einbeziehen
- Dokumentation und Einhaltung über einen längeren Zeitraum.

Bei halbseitengelähmten Menschen wird nach dem Bobath-Konzept (▶ Kap. 7) von der gesunden zur gelähmten Seite hin gewaschen und getrocknet.

Pflegepersonal
Eine Pflegefachkraft und evtl. eine Hilfsperson.

Ergebnisse
- Der alte Mensch ist zufrieden und fühlt sich wohl
- Der Grad der Selbstständigkeit des alten Menschen nimmt entsprechend der individuellen Ziele zu.

5.2 Standard „Teilwaschungen im Bett – Körperpflege am Waschbecken"

Ziele
- Der alte Mensch ist entspannt und fühlt sich wohl
- Die Bedürfnisse und Gewohnheiten des alten Menschen sind berücksichtigt
- Die Selbstständigkeit und Wahrnehmungsfähigkeit des alten Menschen werden entsprechend der individuellen Ziele gefördert
- Die Haut des alten Menschen ist intakt und gepflegt
- Hautveränderungen werden vom alten Menschen oder von den Pflegenden wahrgenommen und dokumentiert
- Der alte Mensch erhält bei Hautveränderungen ärztliche Behandlung.

Material
Je nach Art und Umfang der Teilwaschung:
- Sichtschutz, z. B. „Spanische Wand" oder Vorhang, falls erforderlich
- Freie Ablagefläche für Waschutensilien (z. B. Nachttisch) und Positionierungshilfsmittel (z. B. Beistelltisch oder Stuhl)

- Steckbecken, Papier
- 1–2 Handtücher
- 1–2 Waschlappen
- Zahnbürste, Zahnpasta, Zahnbecher mit lauwarmem Wasser, evtl. Mundwasser, Zahnprothesenschale
- Nierenschale zum Mundspülen
- Waschschüssel
- PH-neutrale Seife oder Syndet
- Hautlotion (Wasser-in-Öl-Präparat oder pflanzliche Öle)
- Einmalhandschuhe, Wandspender (für Händehygiene)
- Abfallbehälter
- Bekleidung
- Kamm, Bürste, Haarspangen, Spiegel
- Rasierapparat, evtl. Rasierwasser
- Evtl. Make up, Eau de Toilette.

Durchführung

Beine und Füße im Bett waschen

- Eigene Information
- Begrüßung und Information des alten Menschen, Information während ganzer Handlung beibehalten
- Fenster schließen, Wünsche erfragen, z. B. Blasen-, Darmentleerung
- Intimsphäre schützen, während des gesamten Vorgangs Mimik, Gestik und Hautzustand beobachten
- Bett auf Arbeitshöhe einstellen
- Positionierungshilfsmittel aus dem Bett entfernen
- Bekleidung an den Beinen und Füßen entfernen (lassen)
- Alten Menschen Wassertemperatur testen lassen
- Decke ganz oder teilweise aus dem Bett entfernen
- Intimbereich abdecken
- Unter das zu waschende Bein jeweils ein Handtuch legen
- Beine und Füße waschen, abtrocknen und eincremen
- Zustand von Haut, Hornhaut und Nägeln beobachten, insbesondere im Hinblick auf Entzündungen und Druckstellen und sonstige Veränderungen
- Bei Diabetikern ist eine regelmäßige, gezielte Inspektion der Füße erforderlich, wenn der alte Mensch nicht in der Lage ist, Veränderungen selbst zu erkennen und mitzuteilen
- Evtl. anschließend Wasserwechsel und Intimpflege
- Ankleiden
- Material entsorgen, reinigen und aufräumen
- Eigene Händehygiene
- Durchführung, Besonderheiten und Beobachtungen in Dokumentationssystem eintragen.

5.2 Standard „Teilwaschungen im Bett" 107

―――――――――――― **Merke** ――――――――――――
Anstatt der Waschung der Füße kann ein **Fußbad** im Bett oder am Waschbecken vorgenommen werden.

Intimpflege im Bett
- Eigene Information
- Begrüßung und Information des alten Menschen, Information während ganzer Handlung beibehalten
- Fenster schließen, Wünsche erfragen z. B. Blasen-, Darmentleerung
- Intimsphäre schützen, während des gesamten Vorgangs Mimik, Gestik und Hautzustand beobachten
- Bett auf Arbeitshöhe einstellen
- Positionierungshilfsmittel aus dem Bett entfernen
- Alten Menschen auf Rücken lagern (lassen)
- Bekleidung im Intimbereich entfernen (lassen)
- Alten Menschen Wassertemperatur testen lassen
- Bauchdecke, Leisten und Oberschenkel waschen und abtrocknen
- Wenn möglich Intimbereich durch alten Menschen selbst waschen lassen; wenn nicht:
  - Schutzhandschuhe bei Intimhygiene und bei Kontakt mit Blut und Ausscheidungen anziehen
  - Bei der Frau: Genitalbereich vorsichtig von vorne nach hinten waschen und trocknen
  - Beim Mann: Penis waschen, Vorhaut zurückschieben und Eichel waschen, Vorhaut über die Eichel schieben, Hoden waschen, abtrocknen
- Hautfalten gut trocknen und beobachten, Intertrigoprophylaxe (▶ 8.2), Haut im Hinblick auf Veränderungen beobachten
- Alten Menschen auf die Seite drehen
- Handtuch auf die Bettfläche am Gesäß legen, Gesäß und Analregion von vorn nach hinten waschen sowie abtrocknen und eincremen
- Kurz auf andere Seite drehen, zweite Gesäßhälfte waschen und trocknen
- Alten Menschen ankleiden
- Bequem lagern und zudecken oder
- Mobilisation, ggf. Rollator bereitstellen, Transfer in den Rollstuhl, Begleiten zum Waschbecken
- Material entsorgen, reinigen und aufräumen
- Eigene Händehygiene
- Durchführung, Besonderheiten und Beobachtungen in Dokumentationssystem eintragen.

Kleine Toilette im Bett
- Eigene Information
- Begrüßung und Information des alten Menschen, Information während ganzer Handlung beibehalten

- Intimsphäre schützen, während des gesamten Vorgangs Mimik, Gestik und Hautzustand beobachten
- Bett auf Arbeitshöhe einstellen
- Positionierungshilfsmittel aus dem Bett entfernen
- Mundpflege, bei Bedarf Prothese reinigen und einsetzen oder entfernen (lassen); bei Kontakt mit Mund oder Zahnprothese Schutzhandschuhe tragen
- Zu waschende Körperteile mit einem Handtuch unterlegen
- Alten Menschen Wassertemperatur testen lassen
- Hände waschen (lassen) oder Handbad
- Gesichtpflege:
  - Bei der Frau: auf Wunsch Make-up, Eau de Toilette, Haare kämmen, Frisur legen
  - Beim Mann: Rasieren, auf Wunsch Rasierwasser auftragen, Haare kämmen
- Evtl. Oberkörper waschen (lassen)
- Material entsorgen, reinigen und aufräumen
- Eigene Händehygiene
- Durchführung, Besonderheiten und Beobachtungen in Dokumentationssystem eintragen.

Körperpflege am Waschbecken
- Eigene Information
- Begrüßung und Information des alten Menschen, Information während ganzer Handlung beibehalten
- Waschraum nach Wunsch des alten Menschen temperieren
- Fenster schließen, Wünsche erfragen, z. B. Blasen-, Darmentleerung
- Intimsphäre schützen, während des gesamten Vorgangs Mimik, Gestik und Hautzustand beobachten
- Mobilisation, ggf. Transfer oder zum Waschbecken begleiten; je nach Wunsch und Befinden steht oder sitzt der alte Mensch während der Teilwaschung
- Mundpflege, bei Bedarf Prothese reinigen und einsetzen (lassen); bei Kontakt mit Mund oder Zahnprothese Schutzhandschuhe tragen
- Alten Menschen Wassertemperatur testen lassen
- Gesicht und Ohren waschen (lassen) abtrocknen (lassen)
- Evtl. äußere Gehörgänge mit Wattestäbchen reinigen, in den Abwurf legen
- Nachthemd oder Schlafanzugjacke ausziehen, möglichst lange auf Oberkörper belassen
- Hände und Arme waschen (lassen) und abtrocknen (lassen)
- Hals, Brust, Achselhöhlen und Bauch waschen und abtrocknen (lassen)
- Hautfalten gut trocknen und beobachten, Intertrigoprophylaxe (▶ 8.2)
- Zum tiefen Durchatmen auffordern
- Oberkörper eincremen
- Oberkörper ankleiden (lassen)

- Beine und Füße waschen, beobachten, abtrocknen, eincremen, ggf. Unterhose, Strümpfe, Hose ankleiden
- Waschwasser wechseln und alten Menschen Wassertemperatur testen lassen
- Intimbereich entkleiden, saubere Kleidung des Unterkörpers mit Handtuch vor Nässe schützen
- Bauchdecke, Leisten und Oberschenkel waschen und abtrocknen
- Wenn möglich Intimbereich durch alten Menschen selbst waschen lassen; wenn nicht:
  - Schutzhandschuhe bei Intimhygiene und bei Kontakt mit Blut und Ausscheidungen anziehen
  - Bei der Frau: Genitalbereich vorsichtig von vorne nach hinten waschen und trocknen
  - Beim Mann: Penis waschen, Vorhaut zurückschieben und Eichel waschen, Vorhaut über die Eichel schieben, Hoden waschen, abtrocknen
- Gesäß und Analregion von vorn nach hinten waschen, abtrocknen und eincremen (lassen)
- Ankleiden (lassen)
- Gesichtspflege:
  - Bei der Frau: auf Wunsch Make-up, Eau de Toilette, Haare kämmen, Frisur legen
  - Beim Mann: Rasieren, auf Wunsch Rasierwasser auftragen, Haare kämmen
- Wünsche erfragen, an den gewünschten Ort begleiten, z. B. Aufenthaltsraum
- Material entsorgen, reinigen und aufräumen
- Eigene Händehygiene
- Durchführung, Besonderheiten und Beobachtungen in Dokumentationssystem.

Pflegepersonal
Eine Pflegefachkraft und evtl. eine Hilfsperson.

Ergebnisse
- Der alte Mensch ist zufrieden und fühlt sich wohl
- Der Grad der Selbstständigkeit des alten Menschen nimmt entsprechend der individuellen Ziele zu.

5.3 Standard „Reinigungsbad"

Ziele
- Der alte Mensch ist entspannt und fühlt sich wohl
- Die Bedürfnisse und Gewohnheiten des alten Menschen sind berücksichtigt
- Die Sicherheit des alten Menschen ist gewährleistet

- Die Haut des alten Menschen ist intakt und gepflegt
- Hautveränderungen werden vom alten Menschen oder den Pflegenden wahrgenommen und dokumentiert
- Der alte Mensch erfährt bei Hautveränderungen ärztliche Behandlung.

Material
- Badeplan und Information des Patienten über Bademöglichkeit
- Gut zugängliche, evtl. höhenverstellbare Badewanne mit intakter Mischbatterie
- Hebelifter für gehbehinderte Menschen
- Einsteigehilfen für leicht gehbehinderte Menschen
- Bei kleinen Menschen Wannenverkürzungsteil, um ein Hinunterrutschen zu vermeiden
- Sanitärflächen-Desinfektionsmittel zur Wannendesinfektion (Konzentration beachten)
- Hygienisch einwandfreie Antirutschmatte, Badethermometer
- Evtl. Kopfstütze (kleines Schaumgummikissen mit Saugnäpfen)
- Bei Bedarf Sitz zum Einhängen in die Badewanne
- Krankentrage für Notfälle in erreichbarer Nähe
- „Besetzt"-Schild, Notfallglocke
- Badezusatz (z. B. Ölbad, nachfettendes Reinigungsbad, Heilzusätze wie Melisse, Eukalyptus, Baldrian, Heublumen)
- Haarshampoo
- Nagelpflegeset
- Evtl. Schutzschürze für die Pflegende
- Hygienische Fußmatte oder frisches Handtuch für Boden
- Desinfizierbarer Hocker mit hygienischer Auflage
- Hygienische Ablagefläche für Wäsche und Kleidung
- Wäscheabwurf für verschmutzte Kleidung und Abwurf für Inkontinenzhilfsmittel
- Ein Badehandtuch, ein Handtuch, zwei Waschlappen, evtl. Massagebürste
- Bei Bedarf passende Inkontinenzeinlagen
- Frische Leibwäsche und Kleidung
- Wärmequelle zum Vorwärmen der Wäsche und Handtücher
- Pflegecreme (Wasser-in-Öl-Basis) oder Pflegeöl
- Kamm, Föhn, evtl. Lockenwickler.

Durchführung
- Fenster schließen, Sichtschutz, Badezimmer auf ca. 25 °C wärmen
- Antirutschmatte in Badewanne legen
- Wasser einlassen (je nach Wunsch 36–37 °C) und mit Badethermometer (oder durch Eintauchen des Ellenbogens) kontrollieren (Verbrennungsgefahr bei sensibilitätsgestörten Menschen); bei Menschen mit Herz-Kreislauf-Erkrankungen Wassertemperatur 34–36 °C; Wanne nur halb füllen

5.3 Standard „Reinigungsbad" 111

- Der alte Mensch kommt selbst zum Baden oder wird von den Pflegenden erinnert, evtl. mit Lifter, Rollstuhl abgeholt
- Wünsche und Befinden erfragen und alten Menschen beobachten
- Während der gesamten Handlung Zuwendung, Einfühlung und bedürfnisabhängige Kommunikation
- Handtücher und Wäsche vorwärmen
- Zusätze und Pflegematerialien bereitstellen
- „Besetzt"-Schild anbringen
- Toilettengang
- Den möglichst selbstständig entkleideten alten Menschen selbst die Wassertemperatur prüfen und in die Wanne steigen (evtl. mit Hilfe, Lifter) lassen
- Den alten Menschen sich soweit er kann selbst waschen lassen; ansonsten dabei helfen
- Bei gutem Allgemeinzustand je nach Erkrankung und notwendigen Prophylaxen Bewegungsübungen oder basale Stimulation durch Massage
- Kopf- und Haarwäsche auf Wunsch
- Normalbadezeit: ca. 10–15 Min.
- Danach Wasser auslaufen lassen und evtl. alten Menschen kurz abduschen
- Der alte Mensch verlässt die Badewanne, setzt sich auf den vorbereiteten Hocker und trocknet sich (je nach Behinderung mit Hilfe) ab
- Hautfalten sorgfältig trocknen, evtl. eine trockene Kompresse zwischenlegen (*Intertrigoprophylaxe*, ▶ 8.2)
- Massierende Hautpflege mit basaler Stimulation bei wahrnehmungseingeschränkten alten Menschen (▶ Kap. 6)
- Frische Wäsche anziehen bzw. anziehen lassen (▶ Kap. 10)
- Fingernägel pflegen (▶ 4.3.12)
- Haare trocknen (Elektrische Geräte nie mit Feuchtigkeit in Berührung bringen)
- Den alten Menschen auf sein Zimmer begleiten und ausruhen lassen
- Hilfsmittel und Material aufräumen und entsorgen
- Badewanne, Lifter, Antirutschmatte nach Vorschrift reinigen und desinfizieren
- Pflegehandlung dokumentieren.

Merke

- Frühestens 30 Min. nach dem Essen baden
- Während des ganzen Bades Beobachtung von Atmung, Hautfarbe, Mimik, Beweglichkeit, evtl. Puls, Hautzustand
- Kreislaufkollaps kündigt sich oft mit Blässe an
- Menschen in schlechtem Allgemeinzustand nur nach ärztlicher Erlaubnis und zu zweit baden, evtl. den alten Menschen auf einem Lifter nur über der Badewanne oder in der Dusche abduschen.

> **ACHTUNG**
> **Verhalten bei Kreislaufkollaps**
> - Notruf betätigen
> - Atmung, Kreislauf überwachen und aufrechterhalten, Ruhe bewahren
> - Wasser ablaufen lassen, Menschen sitzend aufrichten und kühl abduschen (Wassertemperatur langsam senken)
> - Kalten Waschlappen auf den Brustkorb legen
> - Den alten Menschen zu zweit auf eine Trage legen, abtrocknen und zudecken
> - Sollte sich das Befinden nicht unmittelbar bessern, Arzt rufen.

Pflegepersonal
Eine Pflegefachkraft, evtl. eine Hilfsperson.

Ergebnisse
- Der alte Mensch ist zufrieden und fühlt sich wohl
- Der Grad der Selbstständigkeit des alten Menschen nimmt entsprechend der individuellen Ziele zu.

5.4 Standard „An- und Auskleiden"

„An- und Auskleiden", ▶ Kap. 10

Ziele
- Der alte Mensch fühlt sich in seiner Bekleidung wohl
- Die Bekleidung des alten Menschen gewährleistet Würde und Sicherheit
- Die Selbstständigkeit des alten Menschen beim An- und Auskleiden wird gefördert und ggf. mit Hilfsmitteln unterstützt.

Material
- Stuhl mit gerader Rückenlehne
- Evtl. Fußschemel
- Hilfsmittel (z. B. Strumpf- bzw. Strumpfhosenanzieher, Zuknöpfhilfe, Greifzange)
- Bevorzugte Kleidung: mit Reißverschluss vorn, großen Knöpfen, Klettverschlüssen, Gummibändern.

Durchführung

An- und Auskleiden desorientierter alter Menschen
- Täglich möglichst mehrmals üben (z. B. auch bei jedem Umkleiden)
- Kleidungsstücke in Reichweite legen
- Kurze, klar verständliche Anweisungen geben
- Wo nötig Hilfestellungen geben (Absprache im Team)
- Immer wieder motivieren und loben.

An- und Auskleiden alter Menschen mit Halbseitenlähmung

- Kleidungsstücke verwenden, die ein bis zwei Nummern größer sind als die, die der alte Mensch vor seiner Behinderung getragen hat
- Der alte Mensch sitzt auf einem Stuhl.

Anziehen offener Oberbekleidung

- Kleidungsstück (z. B. Bluse, Hemd, Jacke) am Kragen halten und ausschütteln, damit es sich nicht verdrehen kann
- Kleidungsstück auf die Oberschenkel des Pflegebedürftigen legen (Kragen zeigt zum Körper, linke Seite nach oben)
- Mit seiner gesunden Hand legt der alte Mensch seine gelähmte Hand in den dafür vorgesehenen Ärmel und zieht ihn bis über den Ellenbogen hoch
- Den gesunden Arm in den Ärmel stecken, Arm hochhalten, dadurch rutscht der Ärmel über den Ellenbogen
- Mit der gesunden Hand das Kleidungsstück in der Mitte des Rückens vom Saum bis zum Kragen zusammenraffen und über den Kopf heben
- Kopf nach unten, Oberkörper nach vorne neigen, das Kleidungsstück über den Kopf ziehen
- Das Kleidungsstück mit der gesunden Hand über den Schultern und am Rücken in Form ziehen
- Die Vorderteile zum Knöpfen zurechtlegen, mit dem Knopf beginnen, den der alte Mensch am besten sieht
- Manschette auf der gesunden Seite lässt sich schließen, indem
  - Die Manschette vor dem Anziehen zugeknöpft wird (bei zu enger Manschette Gummiband einsetzen oder Manschetten mit elastischem Verbindungsteil kaufen)
  - Ein kleines Stück Klettverschluss auf der Manscheteninnenseite angebracht wird, Arm leicht hin- und herrollen, um den Klettverschluss zu schließen
- Abschließend Pflegehandlung dokumentieren.

Ausziehen offener oder geschlossener Oberkleidung

- Das Kleidungsstück (z. B. Hemd, Bluse, Jacke oder Pullover) aufknöpfen, mit der gesunden Hand den Stoff hinten am Hals zusammenraffen, den Kopf und Oberkörper nach vorne neigen, das Kleidungsstück über den Kopf ziehen, erst mit dem gesunden, dann mit dem gelähmten Arm aus dem Ärmel schlüpfen oder
- Das Kleidungsstück aufknöpfen, zuerst von der gesunden Schulter fallen lassen und zurückstreifen, den Ärmel fallen lassen und den Arm herausziehen, den Ärmel vom behinderten Arm ziehen
- Abschließend Pflegehandlung dokumentieren.

Anziehen geschlossener Oberbekleidung

- Das Kleidungsstück (z. B. ein Pullover) so auf die Oberschenkel legen, dass das Rückenteil nach oben und der Saum zum Körper zeigt
- Mit der gesunden Hand den Saum bis zum Ärmel hochstreifen, das Armloch liegt frei

- Ebenfalls mit der gesunden Hand den gelähmten Arm in die Ärmelöffnung legen und das Kleidungsstück über den Ellenbogen ziehen
- Mit der gesunden Hand in den Ärmel schlüpfen
- Den Ärmel des gelähmten Armes bis zur Schulter hochziehen
- Das Rückenteil mit der gesunden Hand zusammenraffen
- Den Oberkörper nach vorne, den Kopf nach unten beugen und das Kleidungsstück darüber ziehen und in Form bringen
- Abschließend Pflegehandlung dokumentieren.

Anziehen einer Hose im Sitzen mit Aufstehen

- Mit der gesunden Hand das gelähmte Bein am Knie fassen und über das gesunde Bein legen
- Die Hose soweit über das gelähmte Bein streifen, bis der Fuß ganz aus dem Hosenbein herausschaut (nicht über das Knie ziehen, weil es sonst Schwierigkeiten beim Hineinschlüpfen mit der gesunden Seite gibt)
- Das gelähmte Bein neben das gesunde stellen
- Mit dem gesunden Fuß in das Hosenbein schlüpfen und die Hose so weit wie möglich hochziehen
- Aufstehen und die Hose über die Hüfte ziehen, damit die Hose beim Aufstehen nicht herunterrutscht:
  - Die gelähmte Hand in die Hosentasche stecken oder
  - Einen Finger der gelähmten Hand in die Gürtelschlaufe stecken oder
  - Hosenträger vor dem Aufstehen über die Schultern ziehen
  - Hose verschließen (Knopfleiste ist oft einfacher zu handhaben als Reißverschluss)
- Abschließend Pflegehandlung dokumentieren.

Das Ausziehen der Hose im Sitzen

- Die Hose öffnen und so weit wie möglich über die Hüften schieben
- Das Becken hochstemmen und die Hose mit Hilfe einer Pflegenden nach unten ziehen
- Zuerst mit dem gesunden Bein aus der Hose schlüpfen
- Das gelähmte Bein über das gesunde legen und die Hose ausziehen
- Abschließend Pflegehandlung dokumentieren.

Das Anziehen der Hose im Liegen

- Kopfteil des Bettes so einstellen, dass der Oberkörper in eine halbsitzende Position kommt
- Mit der gesunden Hand das gelähmte Bein beugen und über das gesunde legen, dabei das gesunde Bein etwas anwinkeln, damit das gelähmte nicht wegrutscht
- Die Hose bis zum Knie über das gelähmte Bein ziehen
- Beide Beine wieder nebeneinander legen
- Die Hose über das gesunde Bein so weit wie möglich bis zur Hüfte hochziehen, Becken hochstemmen und mit Hilfe der Pflegenden Hose über die Hüften ziehen. Alternativ rollt sich der Pflegebedürftige von einer Seite auf die andere und zieht dabei die Hose hoch
- Abschließend Pflegehandlung dokumentieren.

Das Ausziehen der Hose im Liegen
- Das Becken hochstemmen, die Pflegende zieht die Hose über die Hüften nach unten
- Zuerst mit dem gesunden Bein herausschlüpfen, dann mit dem gelähmten
- Abschließend Pflegehandlung dokumentieren.

Pflegepersonal
Eine Pflegefachkraft oder eine darin unterwiesene Pflegehilfskraft.

Ergebnisse
- Der alte Mensch ist mit seiner Bekleidung zufrieden
- Der Grad der Selbstständigkeit beim An- und Auskleiden des alten Menschen nimmt entsprechend der individuellen Ziele zu.

LESE- UND SURFTIPP
Bereits erstellte **Nationale Expertenstandards** (NES) des DNQP finden sich unter www.wiso.hs-osnabrueck.de/dnqp.html.

6 Körperpflege in der Basalen Stimulation

Definition

Basale Stimulation in der Pflege: Ein Konzept zur Förderung und Aktivierung schwerstbeeinträchtigter Menschen (z. B. im [Wach-] Koma, nach Schlaganfall oder Schädel-Hirn-Trauma etc.) mit Bewegungs-, Kommunikations- und Wahrnehmungsveränderungen. Basale Stimulation heißt, dass der Patient durch Pflegende innerhalb eines vorsichtigen Dialogs einfache, aber grundlegende (= basale) Angebote zur Anregung erfährt, die ihm helfen, seinen Körper und seine Umwelt neu zu erspüren. Diese Angebote beziehen sich auf die zentralen Ziele und die Lebenswirklichkeit des Patienten, sowie den somatischen, vibratorischen, vestibulären, olfaktorischen, oralen, auditiven, taktil-haptischen oder visuellen Wahrnehmungsbereich. Die Basale Stimulation richtet sich an alle Sinne des Patienten, damit das Angebot umfassend erlebt werden kann. Jede pflegerische Maßnahme wird insofern auf die individuellen Bedürfnisse des Betroffenen abgestimmt. Die Basale Stimulation bietet damit die Chance, den Patienten als Menschen kennenzulernen und gemeinsam Wege der Interaktion und Kommunikation zu entdecken. Dies stellt nicht nur eine Bereicherung für den Patienten dar, sondern in besonderer Weise auch für die Pflegenden. Bei der Basalen Stimulation gestalten die Pflegenden die Aktivität so, dass der Patient die Tätigkeit verstehen und mitmachen kann. Sie überfordern den Patienten dabei nicht, weil ansonsten die Gefahr einer Überstimulation besteht. Hier gilt das Prinzip: *„Weniger" ist oft „mehr".*

Die Haut stellt die körperliche Abgrenzung des Menschen zur Außenwelt dar, sie lässt ihn erfahren, wo sein Körper beginnt und wo er aufhört. Die Waschung nach dem Konzept der **Basalen Stimulation** hat zum Ziel, die Patienten in ihren zentralen Zielen und in ihrem Körpergefühl, Wohlbefinden und den eigenen Fähigkeiten zu fördern.

Bei allen Waschungen wird der Körper möglichst mit beiden Händen berührt, damit der Patient seine körperliche Beschaffenheit eindeutig erleben kann. Wo es möglich ist, werden die Körperformen nach- oder herausmodelliert und dem Patienten Informationen über seine körperliche Beschaffenheit gegeben.

Das Waschen der Arme und Beine

Bei der herkömmlichen Waschung erhält der Patient eher die Information, dass sein **Arm/Bein** aus einzelnen Streifen oder Flächen besteht.

Die Waschbewegung des Arms/Beins im Sinne der Basalen Stimulation führt ohne Unterbrechung vom Schultergelenk oder Thorax bis zu den Fingern. Arme und Beine werden mit beiden Händen ganz umschlossen und mit gleichmäßigem Druck in einer fließenden Bewegung gewaschen, damit der Patient wahrnimmt: „Mein Arm ist lang und rund und endet bei den Fingern" oder „Mein Bein ist lang und rund und endet bei den Zehen". Die Hände werden nacheinander zurückgesetzt, d.h. eine Hand bleibt immer am Patientenkörper, damit ständiger Kontakt zum Patienten aufrechterhalten wird.

Das Waschen von Rücken, Brust- und Oberbauchbereich
Rücken, Brust- und Oberbauchbereich sollten wie die Extremitäten gewaschen werden, damit der Patient ein Gefühl der Ganzheit gewinnt.
Es ist schwierig, für den Rücken bzw. Brust- und Oberbauchbereich eine bestimmte Vorgehensweise festzulegen. Varianten für den Brust- und Oberbauchbereich werden in ▶ Abb. 6.1 dargestellt.

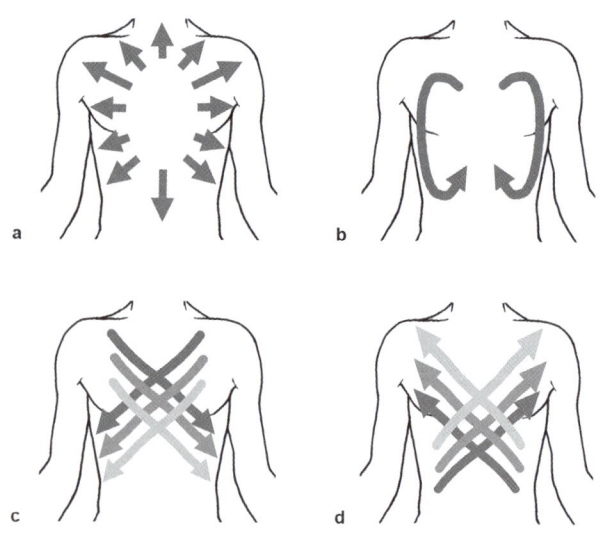

Abb. 6.1 Den Bereich in Bewegungen waschen, die vom Sternum ausgehen (a). Von der Brust ausgehend der Haarwuchsrichtung folgend zum Bauch (b). Diametral – kreuzweise – von der linken Schulter zum rechten Oberbauch und entgegengesetzt (c). Kreuzweise vom unteren Rippenrand quer über das Sternum zur gegenüberliegenden Schulter (d). [M205]

Das Waschen von Gesicht und Kopf
Beim Waschen des **Gesichts/Kopfs** ist es ratsam, am Haaransatz zu beginnen und in nachvollziehbaren, langsamen Bewegungen das Gesicht zu

waschen. Dabei werden beide Hände benutzt und nacheinander und symmetrisch beide Gesichtshälften gewaschen – wobei eine Hand immer Kontakt hält. Es wird immer wieder am Ausgangspunkt begonnen, um so systematisch das ganze Gesicht zu waschen. Die meisten Patienten entspannen dabei und finden diese langsame, nachvollziehbare Form sehr angenehm.

Fördernde Waschung

- Das Nutzen von Gewohnheiten des Patienten ist allgemein sinnvoll. Gewohnheiten können beinhalten: Zeitpunkt, Reihenfolge, Materialien, Umgebungsfaktoren
- In der Regel sprechen Pflegende während der Waschung nicht, damit der Patient sich auf die Aktivität konzentrieren kann. Manchmal nutzen Pflegende aber Sprache, um den Kontakt aufrechtzuerhalten, z. B. wenn sie um das Bett herumgehen müssen
- Es versteht sich von selbst, dass die fördernde Waschung nur von *einer* Pflegenden angeboten wird, damit der Patient nicht gleichzeitig unterschiedliche Reize erfährt, die das Körpergefühl eher verwirren
- Prinzipiell sollte statt eines Waschlappens ein Handtuch zum Waschen verwenden wendet (Ausnahme: das Gesicht), weil es besser handhabbar ist und man damit sehr gut umschließend den Körper nachmodellieren kann, es sei denn, es sind Waschhandschuhe vorhanden. Zwei Waschlappen rollen sich in der Bewegung schnell auf und sind schwer handhabbar. Einige Pflegende haben gute Erfahrungen mit dem Einsatz von (Tennis-)Socken zur Waschung gemacht. Bei dem Waschen mit einem Handtuch muss darauf geachtet werden, dass freie Enden des Handtuchs nicht zufällig und flüchtig über die Haut streifen
- Sollte es notwendig sein, einzelne Körperbereiche aufgrund von Verschmutzungen partiell zu waschen – z. B. können Pflasterreste am Oberschenkel sein, die entfernt werden müssen – empfiehlt es sich, im Anschluss daran das ganze Bein abschließend nachzumodellieren, damit das Ganze erfahrbar werden kann. Ähnliches betrifft auch den Thorax, wenn dort viele Zu- und Ableitungen wie Elektroden oder Easy-Flows appliziert sind. Hier kann nur eine Teilwaschung stattfinden. Um aber dennoch einen Eindruck von körperlicher Identität zu vermitteln, kann der Thorax mit einem Handtuch abgedeckt und über dieses großflächig gestrichen werden.

Merke

Durch ihre Angebote und Beobachtungen finden Pflegende heraus, was einem Patienten gut tut, und halten die entsprechende Form für die Kollegen schriftlich fest. Diese einmal akzeptierte Form sollte bei anderen Angeboten beibehalten werden, damit der Patient auch den anderen Angeboten gut folgen kann.

6.1 Waschreihenfolge

Merke

Die Reihenfolge der basal stimulierenden Körperpflege muss für jeden Patienten **individuell** herausgefunden werden.

Die Reihenfolge hat eine wichtige Bedeutung. Sie kann ein Ritual werden, durch das die Patienten ihre Aufmerksamkeit auf die Körper- und Umweltwahrnehmung konzentrieren können. Es versteht sich von selbst, dass hierbei die Körpersymmetrie beachtet wird: Wenn der linke Arm gewaschen wird, sollte im Anschluss der rechte Arm auf die gleiche Weise gewaschen werden, ebenso bei den Beinen. Die individuellen Hygienezustände und -bedürfnisse werden selbstverständlich berücksichtigt, z. B. bei Fußpilz.

Ein Beispiel für eine mögliche **Waschreihenfolge** (▶ Abb. 6.2) ist
- Thorax
- Arme
- Kopf
- Beine
- Rücken.

Merke

Wenn eine für den Patienten akzeptable **Stimulationsreihenfolge** gefunden wurde, sollte diese schriftlich fixiert und bei späteren Angeboten auch weiterhin eingehalten werden, es sei denn, der Patient verändert sich in seiner Wahrnehmungsfähigkeit. Dies bewirkt, dass der Patient sicher weiß, was z. B. beim Waschen geschieht, und er den durch das Waschen gesetzten Impulsen immer besser folgen kann.

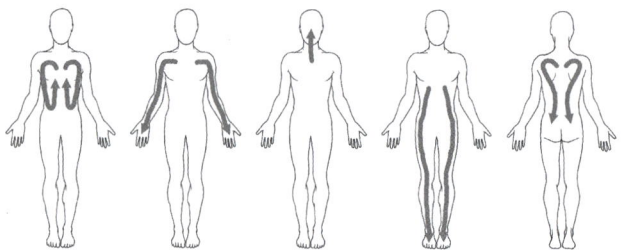

Abb. 6.2 Eine mögliche Waschreihenfolge: Thorax, Arme, Kopf, Beine, Rücken. [M205]

6.2 Formen der Ganzkörperwaschung

Im Folgenden werden die häufigsten **Formen der Ganzkörperwaschung** in der Basalen Stimulation vorgestellt. Es kann sich selbstverständlich nur um Grundformen der basal stimulierenden Ganzkörperwaschung handeln. Jede Waschung kann weiter differenziert werden und unterschiedliche zentrale Ziele und Elemente beinhalten. Das in den Abbildungen dargestellte Vorgehen zeigt nur das jeweilige Prinzip, das natürlich individuell auf jeden Patienten abgestimmt werden muss.

Beruhigende Ganzkörperwaschung

Das Angebot der **beruhigenden Ganzkörperwaschung** besteht darin, die Wiederherstellung des Körperbewusstseins systematisch zu fördern.

Es wird mit der Haarwuchsrichtung gewaschen, beim Arm also am Sternum oder an der Schulter angesetzt und in einer flüssigen Bewegung bis zu den Fingern gewaschen (▶ Abb. 6.3 und ▶ Abb. 6.4). Wenn der Arm mehrfach gewaschen wird, können die Finger beim ersten Mal deutlich und differenziert gewaschen werden, beim zweiten oder dritten Mal genügt es, die Bewegung ohne differenzierte Fingerwaschung an den Fingerspitzen abzuschließen. Gleiches gilt für die Beine und Zehen.

Die Wassertemperatur sollte warm sein, sodass der Patient sich entspannen kann – dies hängt vom aktuellen, subjektiven Temperaturempfinden des Patienten, der Jahreszeit aber auch den Lebensgewohnheiten des Patienten ab. Nicht alle Patienten mögen warmes Wasser. Als Waschzusatz eignet sich das gewohnte Material des Patienten.

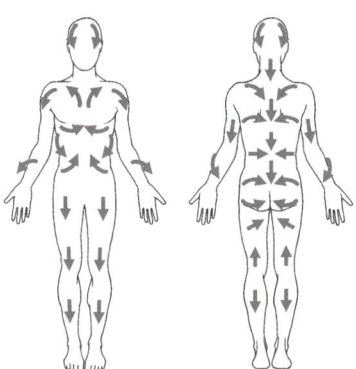

Abb. 6.3 Allgemeine Haarwuchsrichtung. [M205]

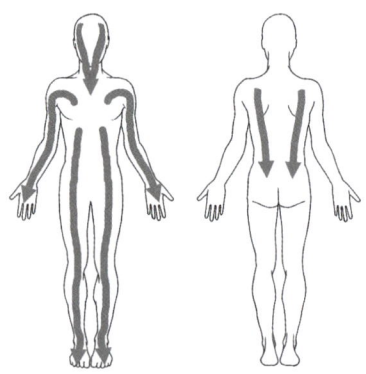

Abb. 6.4 Beruhigende Ganzkörperwaschung. [M205]

Symmetrische Waschung

Üblicherweise wird in der Basalen Stimulation die Waschung nur von zwei Personen durchgeführt: dem Patienten und der Pflegenden. Bienstein und Fröhlich haben nun aber auch eine **symmetrische Form der Ganzkörperwaschung** beschrieben, in der zwei Personen waschen können, wenn sie sowohl gleichen Berührungsdruck ausüben wie auch zeitlich und körperlich symmetrisch arbeiten. Die Hände und Füße sollten dabei aufgrund der hohen Sensibilität nicht gleichzeitig gewaschen werden – in der Praxis kann die andere Person dabei einfach die Hand, bzw. den Fuß halten, um den Kontakt nicht zu verlieren, während die andere Person die Hand bzw. den Fuß wäscht. In der Form orientiert sich die symmetrische Ganzkörperwaschung an der beruhigenden Ganzkörperwaschung.

Belebende Ganzkörperwaschung

Das Angebot der **belebenden Waschung** besteht darin, die Wachheit und Aktivität sowie das Körpergefühl zu fördern. Es wird gegen die Haarwuchsrichtung gewaschen. Die Pflegende setzt am Arm, also mit beiden Händen an den Fingern, an und wäscht bis zum Sternum oder zur Schulter. Wenn dabei der Arm hochgeschoben wird, knickt der Ellbogen häufig ein; geeigneter ist das Ziehen, indem sich die Pflegende bei der Waschung der Arme in Schulterhöhe, bei den Beinen in Hüfthöhe stellt.

Es hat sich bewährt, auch bei der belebenden Ganzkörperwaschung zentral zu beginnen und die jeweils *erste* Waschbewegung am Arm und am Bein von zentral nach peripher auszuführen. Dies ist zwar beruhigend, hat aber zum Ziel, die Aufmerksamkeit des Patienten behutsam in die Peripherie zu locken und ihm erst einmal seine körperliche Beschaffenheit spürbar zu machen. Danach wird mehrfach belebend und anregend gewaschen und dies ist dann auch der Eindruck, der bleibt und wirkt.

Hier sollte die Wassertemperatur kühl (aber nicht kalt!) sein, damit der Patient eine belebende Wirkung erfahren kann.

ACHTUNG

Achten Sie auf den Blutdruck! Die belebende Ganzkörperwäsche erhöht in der Regel den systolischen Druck um 10–20 mmHg (in Einzelfällen noch wesentlich höher). Bei akut hirndruckgefährdeten Patienten kann diese Form der Ganzkörperwäsche also kontraindiziert sein, vor allem, wenn es sich um Blutungen handelt. Bei Patienten mit Hirninfarkt, die auch vom Hirndruck betroffen sein können, kann es durchaus sinnvoll sein, anregend zu waschen, um den Blutdruck und damit den Hirndruck und eine Restperfusion der betroffenen Areale anzuregen. Diskutieren Sie dies im Einzelfall mit dem zuständigen Arzt.

Entfaltende Ganzkörperwaschung

Die **entfaltende Waschung** ist gut bei Patienten geeignet, die sich in sich selbst zurückgezogen und ihr Körpergefühl verloren haben. Die Berührungen führen vom Körperstamm in die Peripherie mit definierter Reihenfolge: mit beiden Händen vom Sternum ausgehend gleichzeitig rechts und links den Rippen folgend waschen (ähnlich ▶ Abb. 6.4), dann abwechselnd diagonal vom Rippenrand zur gegenüberliegenden Schulter, beide Arme und beide Beine nacheinander mit der Haarwuchsrichtung waschen. Der Rücken wird, an den Schultern beginnend bis zum Gesäß, in Seitenlage mit beiden Händen gleichzeitig in gegensätzlicher Richtung von Seite zu Seite gewaschen; hier bietet sich auch eine beruhigende Form an.

Basal stimulierende Ganzkörperwaschung

Die **basal stimulierende Waschung** fördert die Aufmerksamkeit und die taktil-haptische Differenzierungsfähigkeit des Patienten.

Hierbei werden unterschiedliche Materialien oder auch zwei Waschschüsseln mit unterschiedlicher Wassertemperatur während *einer* Waschung verwendet: gestärkte Frotteehandtücher, weiche Baumwolltücher, Leinen oder Seide. Sehr gut sind auch Socken, wenn die Angehörigen oder die Klinikwäscherei diese regelmäßig waschen können.

Die Waschbewegungen orientieren sich an den vorhergehenden Waschungen, die Materialien werden strukturiert und abwechselnd verwendet, z. B. erst mit dem warmen Wasser beruhigend, dann mit dem kühleren Wasser belebend waschen oder erst mit einem weichen, dann mit einem rauen und wieder mit einem weichen Material.

Neurophysiologische Ganzkörperwaschung

Diese Waschung wurde früher „bobath-orientierte Waschung" genannt. Dieser Begriff wird nunmehr ersetzt durch **„neurophysiologische Ganzkörperwaschung"** oder auch „basal stimulierende neurophysiologische Ganzkörperwaschung" (▶ Abb. 6.7).

Der Patient soll erst seine nicht betroffenen Körperteile spüren, damit er dieses Gefühl auf die andere Seite übertragen und erspüren kann, wie sich die betroffene Seite anfühlen könnte oder die vielleicht blasse Wahrnehmung verstärkt wird. So wird das Empfinden einer körperlichen Symmetrie bzw. der Gleichheit beider Körperhälften gefördert.

Es wird von der nicht betroffenen zur stärker betroffenen Körperseite gewaschen. Die Waschbewegungen setzen dabei nicht ab, d. h. die umschließende Waschung der Arme beginnt an der nicht betroffenen Hand, führt den Arm hinauf, verläuft über die Schulter und Brust und zieht schließlich über die betroffene Schulter den Arm bis zu den Fingerspitzen hinab. Die aktive Pflegende steht in der Regel dabei auf der betroffenen Seite des Patienten so, dass der Betroffene den Aktivitäten folgen oder in diese einbezogen werden kann.

Manchmal stellt sich die Frage, ob es hier nicht sinnvoller wäre, anders zu waschen, da der beruhigende oder belebende Effekt fraglich sein könnte. Auch hier wurden gute Erfahrungen damit gemacht, die Patienten z. B. beruhigend zu waschen, dabei aber sehr auf das Prinzip der Körpersymmetrie zu achten. Das heißt, es wird zuerst die weniger betroffene Seite des Thorax beruhigend gewaschen und dann die stärker betroffene Seite genauso, um bei dem Patienten ein deutliches Spüren und Erkennen der Symmetrie zu bewirken. Abschließend können beide Seiten gleichzeitig gewaschen werden. Genauso wird dann die Waschung am restlichen Körper durchgeführt, d. h. erst den weniger betroffenen Arm beruhigend waschen, anschließend von der Schulter unter Betonung der Mittellinie zur anderen Seite wechseln, um dann die stärker betroffene Seite beruhigend und ebenso symmetrisch zu waschen. Dies ist natürlich auch in der belebenden Form möglich (▶ Abb. 6.5, ▶ Abb. 6.6).

Das Nachmodellieren der Finger- bzw. Zehenspitzen sollte vorsichtig erfolgen, da erhöhte Spastizitätsgefahr besteht. Eine erhöhte Spastizität kann z. B. bei Reizung der Fußgewölbe *(Beugespasmus)*, Fußballen *(Streckspasmus)*, Kniekehlen *(Beugespasmus)*, Ellenbeugen *(Beugespasmus)* und Handinnenflächen *(Beugespasmus)* entstehen. In diesem Fall sollte – wenn überhaupt – im Gegenmuster der Spasmen gewaschen werden.

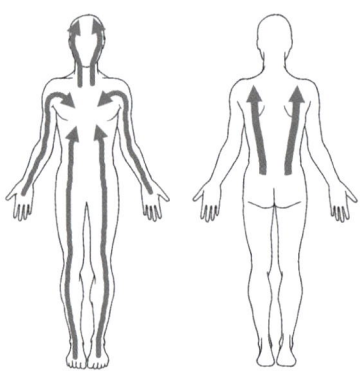

Abb. 6.5 Belebende Ganzkörperwäsche. [M205]

6.2 Formen der Ganzkörperwaschung

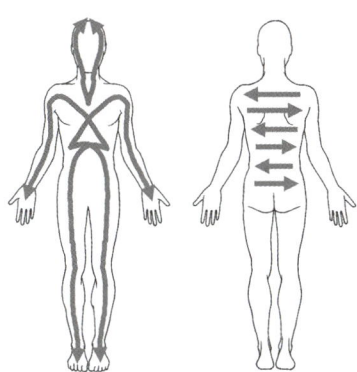

Abb. 6.6 Entfaltende Ganzkörperwäsche. [M205]

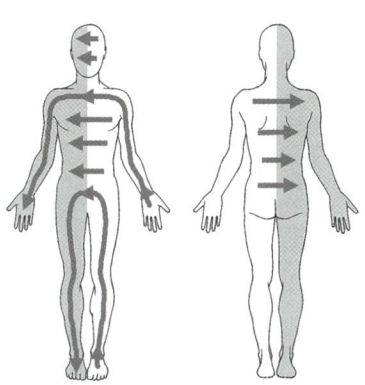

Abb. 6.7 Neurophysiologische Ganzkörperwäsche. [M205]

LESE- UND SURFTIPP
Eine weiterführende Darstellung zur basal stimulierenden neurophysiologischen Ganzkörperwaschung findet sich in: Nydahl, Peter: Basal stimulierende Ganzkörperwaschung bei Hemiplegie. Pflegezeitschrift (55) 10/2002, 5–8.

Geführte, unterstützende oder begleitende Ganzkörperwaschung

Eine „geführte Bewegung" meint im Allgemeinen eine Bewegung, bei der ein Körperteil des Patienten durch die Pflegende bewegt wird. Ob dies immer führend durch die Pflegende geschehen muss, ist fraglich. Der Begriff „führen" beinhaltet theoretisch wie auch praktisch eine Dominanz der Pflegenden und dies muss nicht immer richtig sein. Korrekter ist es also, von **geführter, unterstützender und begleitender Bewegung** zu

sprechen, abhängig von der Beziehung Patient-Pflegende, die folgende Ziele verfolgt:
- **Geführte Bewegung:** Anleiten, Zeigen, z. B. bei *Apraxie* oder um Bewegungsmuster zu zeigen
- **Unterstützende Bewegung:** Entwicklung, Interaktion, z. B. wäscht sich der rechtshemiplegische Patient zuerst links die Bereiche, die er erreichen kann und wird dann auf der rechten Seite unterstützt
- **Begleitende Bewegung:** Selbstbestimmung fördern, z. B. wenn Patienten nur die Kraft zur Bewegung fehlt; sehr sensibel spüren, wo und wie der Patient dies möchte.

Diese Waschung unterstützt die verbliebenen Aktivitäten und die Autonomie des Patienten. In der geführten Waschung werden die Waschbewegungen von Patienten mit der Unterstützung durch die Pflegenden verdeutlicht.

Auf diesem Wege ist es sehr gut möglich, auch kleinste Eigenaktivitäten des Patienten noch zu spüren und zu unterstützen, außerdem ermöglicht diese Position physiologische Bewegungsabläufe, die verbliebene Fähigkeiten und Erinnerungen aktivieren können. Geführte, unterstützende oder begleitende Bewegungen sind ein sehr gutes Angebot, um die zentralen Ziele *Autonomie und Verantwortung* oder *Sein Leben gestalten* umsetzen zu können.

Meist genügen hierfür einige wenige Bewegungen, um diese Aktivitäten begreiflich zu machen. Natürlich bietet es sich an, so auch die Zähne zu putzen, die Haare zu kämmen oder einfach nur zu tasten.

Es ist auch möglich, diese geführten Aktivitäten **sitzend auf der Bettkante** anzubieten. Wenn wir davon ausgehen können, dass der Patient das Angebot als angenehm empfindet, so bereiten wir alles vor, lagern den Patienten in Seitenlage, setzen uns hinter den Patienten, eine Hand greift unter die Schulter, die Füße werden herausgenommen und der Patient aufgerichtet. Der Rücken des Patienten wird durch unseren Brustkorb abgestützt.

Ein Nachttisch mit Schüssel und Waschequipment wird direkt vor den Patienten gestellt. Wir legen den Patientenellenbogen in den eigenen, nehmen die Patientenhand und vollführen mit dieser alle Bewegungen, die zum Waschen nötig sind. Die Mundpflege wird ebenso ausgeführt. Eine zweite Pflegende, die am Bett steht, kann den Patienten von vorne beobachten.

Eine weitere Variante bei immobilen, wachen Patienten ist die **Waschung mit einem Spiegel,** der am Ende des Bettes positioniert wird. Hier können die Patienten bei leicht aufgerichtetem Oberkörper ihre Grenzen durch die Waschung und durch das Sehen erkennen. Häufig hilft es hierbei, die einzelnen Körperbereiche während des Waschens auch zu benennen. Dies ist aber nur möglich, wenn die Patienten durch die spiegelverkehrte Abbildung ihres Körpers nicht verwirrt werden.

6.3 Mundpflege

Schwerstkranke Menschen erleben eine herkömmliche **Mundpflege** (▶ 4.3.12) häufig als eine Form von einem gewaltsamen Übergriff, da sie die Aktivität in diesem intimen Bereich nicht kontrollieren können. Es geht folglich darum, die Mundpflege so zu gestalten, dass der Patient diese eigenaktiv gestalten kann oder sie zumindest akzeptabel erlebt.

Durchführung

Um Sinn und Bedeutung zu erleben, sind geführte, unterstützende oder begleitende Bewegungen mit Zahnbürste, Tupfer oder anderen Materialien zu Beginn der Mundpflege häufig sinnvoll. Die Pflegende beginnt bei einem Patienten folglich nicht direkt mit der Mundpflege, sondern nähert sich erst einmal behutsam und vertrauenswürdig an, d. h., das Kontakthalten kann hier für den Patienten von großer Bedeutung sein, wobei ein Hautkontakt am Rand des oralen Bereichs (2–5 cm neben den Lippen) gehalten werden sollte und nicht an der Schulter.

Ein guter nachvollziehbarer und daher auch vorhersehbarer Weg kann darin bestehen, zunächst dreimal von den Wangen zu den Lippen zu streichen, dann dreimal die Lippen zu umkreisen und dreimal über die Lippen zu streichen. Hierbei beobachtet die Pflegende eine mögliche Ablehnung, respektiert diese und vollzieht die Bewegungen nicht weiter, wiederholt aber, was der Patient bis dahin zugelassen hat. Später (in der Schicht) wird das Angebot in gleichem Aufbau wiederholt, um für den Patienten vorhersehbar zu arbeiten und so weiterzuarbeiten, bis der Patient erneut eine Ablehnung zeigt. Die Erfahrung zeigt, dass die Patienten immer mehr Vertrauen gewinnen und die orale Annäherung immer mehr zulassen.

Es gibt **verschiedene Medien,** um sich dem oralen Bereich anzunähern:

- Hand der Pflegenden
- Hand des Patienten
- Waschhandschuhe (nass oder trocken)
- Latexhandschuhe
- Tupfer
- Lotion oder Gesichtscreme
- Zahnbürste
- Elektrische Rasierer
- Löffel
- Tasse oder Becher.

Merke

Jedes Medium hat seine Vor- und Nachteile. Die Berührung mit der bloßen Haut durch die Pflegende kann viel Vertrauen und Nähe bedeuten. Für einen Patienten kann das sinnvoll sein, für einen anderen aber auch zu viel Nähe. Dann bieten sich geführte, unterstützende Bewegungen oder die Nutzung anderer distanzschaffender Materialien an, z. B. ein Löffel.

Das Medium sollte der Situation entsprechen, z. B. macht eine Annäherung mit einer Tasse wenig Sinn, wenn eigentlich Mundpflege gemeint ist.

Das Bisherige gilt hier natürlich auch: Information, Positionierung, Annäherung usw.

Weitere Hilfen und Anregungen
- Vertrauen aufbauen, innehalten, wenn der Patient Ablehnung zeigt
- Kontakt halten
- Gewohnheiten des Patienten nutzen: Wann im Tagesablauf putzte er sich die Zähne? War es vor oder nach dem Frühstück? Welche Utensilien kennt er?
- Utensilien sehen, riechen, betasten lassen – je nach Wahrnehmungsfähigkeit
- Rituale entwickeln: Ein nachvollziehbarer, gut strukturierter Aufbau wird vorhersehbar und damit für den Patienten kontrollierbar, z. B. immer dreimal von hinten nach vorne putzen. Wichtig ist hier die Absprache im Team
- Auf Munddefekte achten: An welcher Stelle im Mund muss evtl. besonders vorsichtig gepflegt werden?
- Langsam die Zähne bürsten, dadurch wird der Mund erfahrbar
- Die Mundpflege in einen Kontext stellen, z. B. nach dem Gesicht waschen, zur Abendtoilette?
- Mitunter ist es sinnvoll, bei der Ganzwaschung das Gesicht auszulassen und dies später mit der Mundpflege zusammen auf der Bettkante zu ermöglichen; eine aufrechte Position fördert eher das Gefühl von Selbstständigkeit
- Entsprechendes Equipment nutzen, z. B. Saugzahnbürsten und Dentaswabs
- Und wenn es möglich ist, fragen Sie den Patienten, wie, wann, womit, wie oft und von wem die Mundpflege gestaltet werden soll!

LESE- UND SURFTIPP
Nydahl, Peter u. Bartoszek, Gabriele (Hrsg.): Basale Stimulation. Wege in der Pflege Schwerstkranker. 6. Auflage. Elsevier/Urban & Fischer Verlag, München 2012.

7 Körperpflege nach Bobath

Definition

Das **Bobath-Konzept** ist ein weltweit anerkanntes Pflege- und Therapiekonzept zur Rehabilitation von Menschen mit unterschiedlichen Erkrankungen des zentralen Nervensystems. Es basiert auf den empirischen Erfahrungen der Physiotherapeutin und Gymnastiklehrerin Bertha Bobath und den wissenschaftlichen Erkenntnissen ihres Mannes, des Neurologen Karel Bobath. Es wurde für Kinder und Erwachsene mit Zerebralparesen (z. B. Hemiplegie, Tetraplegie) entwickelt. Zu dem Konzept gehören sowohl spezifische physiotherapeutische als auch pflegerische Maßnahmen. Das Bobath-Konzept umzusetzen heißt, Bewegungsübergänge individuell mit den Betroffenen zu erarbeiten.

Das **Bobath-Konzept** kann bei allen Patienten angewendet werden, die infolge einer erworbenen Hirnschädigung Lähmungen mit einem pathologisch veränderten Muskeltonus aufweisen und in ihrer Körperwahrnehmung beeinträchtigt sind. Am häufigsten davon betroffen sind Patienten nach einem Schlaganfall. Gerade während der Unterstützung bei der Körperpflege können Bewegungen der Patienten sehr gut integriert werden.
Die Selbstständigkeit eines Patienten zu fördern, heißt immer, an den Grenzen seiner Möglichkeiten zu arbeiten. **Deshalb sollte der Patient weder unter- noch überfordert werden.**
Für die Durchführung der Körperpflege sind sowohl die motorischen als auch die neuropsychologischen Fähigkeiten eines Patienten ausschlaggebend. Die Grundvoraussetzung für jede Tätigkeit ist die Stabilität des unteren Rumpfes. Ist der Rumpf stabil, können die Arme leichter gehoben werden. Je weniger die Patienten die Voraussetzungen dafür haben, desto mehr müssen sie von außen für die Rumpfstabilität unterstützt werden.
Damit die Körperpflege vor dem Waschbecken stattfinden kann, müssen folgende Voraussetzungen des Betroffenen gegeben sein.
Für das Sitzen:
- Kreislaufstabilität
- Kopfkontrolle
- Rumpfhaltung im Sitzen
- Beckenbeweglichkeit in anterior
- Kontakthalten der Füße zum Boden
- Beweglichkeit mindestens eines Armes
- Gewisse Aufmerksamkeit.

Für das Stehen zusätzliche Voraussetzungen:
- Gleichgewichtskontrolle
- Genügend Tonus mit Kniekontrolle im mehrbetroffenen Bein
- Stabiles Sprunggelenk des mehrbetroffenen Beines.

Sollten die Voraussetzungen für das Sitzen nicht gegeben sein, ist es günstiger, die Körperpflege im Bett durchzuführen.

7.1 Patienten mit aktiven Bewegungsmöglichkeiten

Bei Patienten, die frei und stabil sitzen können, wird die **Körperpflege vor dem Waschbecken** durchgeführt. Ist das Stehen möglich, kann die gesamte Körperpflege vor dem Waschbecken stattfinden. Ist das Stehen noch sehr unsicher, können sich die Patienten den Unterkörper in Seitenlage im Bett waschen.

Damit der Rumpf beweglich ist, muss das Sitzen sicher und stabil sein. Die Stabilität bieten die Füße, die zuverlässig auf dem Boden stehen können sowie der symmetrische Sitz auf dem Becken. Diese Voraussetzungen sind auch für das Duschen im Sitzen notwendig. Die Sitzfläche sollte gerade und fest sein. Dafür eignen sich Stühle und Hocker. Die Höhe sollte an die Beinlänge der Patienten angepasst sein. Ist ein Stuhl für einen Patienten zu niedrig, kann das Becken nicht genügend aufgerichtet werden. Ist der Stuhl zu hoch, reichen die Füße nicht mehr auf den Boden. Ob ein Stuhl mit oder ohne Seitenlehne günstig ist, hängt von der Rumpfstabilität des Patienten ab. Damit das Becken der Patienten aufgerichtet bleibt, kann eine Handtuchrolle zur Unterstützung unter das Gesäß modelliert werden.

Vorgehen

Die Füße stehen auf dem Boden. Da das rechte Bein zu assoziierten Reaktionen neigt, muss der Patient auf seine Fußstellung aufmerksam gemacht werden, damit er sie ggf. korrigieren kann. Der linke Arm liegt in Beugung sehr fest am Körper und bei der Unterstützung hilft die Pflegende, den Arm nahe des Schultergelenks in Außenrotation zu unterstützen. Da die Hand in Beugung zieht, muss auch hier dem Patienten beim Öffnen der Hand geholfen werden. Nun kann er mit seiner rechten Hand unter fließendem Wasser seine linke Hand waschen. Der Patient verlagert dabei seinen Oberkörper Richtung Waschbecken. Bei dieser Bewegung wird die ischiocrurale Muskulatur gedehnt, die wiederum einen Einfluss auf die Beinstellung hat. Durch die Vorbereitung des Beckens in Aufrichtung beim Sitzen und die folgenden Bewegungen, kann der Patient leichter aufstehen und dann stehen bleiben.

--- **Merke** ---

Das Stehen vor dem Waschbecken hat einen positiven Einfluss auf die Hüftstreckung, da der Patient sehr viel Zeit sitzend in seinem Rollstuhl verbringt. Kurze Sequenzen im Stehen sind für seine Selbstständigkeit förderlich. Da aber der Patient während einer Handlung im Stehen assoziierte Reaktionen sowohl im Arm als auch im Bein zeigt, ist es für ihn zusätzlich wichtig, durch die Pflegende an seinem Becken gehalten zu werden.

7.2 Patienten mit wenig Rumpfstabilität

Können die Patienten noch nicht frei sitzen oder es ist für sie sehr anstrengend das Becken in Aufrichtung zu halten, sind sie besser unterstützt, wenn sie die **Körperpflege mit großer Unterstützungsfläche im Bett** durchführen können. Die Ausgangsstellung im Bett ist die sitzende Position. Die Erfahrung zeigt, dass die Patienten in dieser Ausgangsstellung wesentlich mehr selbst tun können, als vor dem Waschbecken. Je nach Bedarf oder in Rücksicht auf die folgende Position kann die Pflegende entscheiden, ob Gesäß und Genitalbereich des Patienten vorher oder nachher in Seitenlage zu waschen sind.

Körperpflege im stabilen Sitz

Vor dem Aufsetzen wird der Patient weit genug zum Kopfteil bewegt. Die Knie werden mit einem Kissen unterlagert. Für die stabile Sitzhaltung wird ihm eine lang gerollte Decke fest um den Rumpf gelegt. Die Decke endet am Becken an den beiden Trochanteren. Ein kleines Kissen im unteren Rückenbereich unterstützt die Beckenaufrichtung. Ein Kissen an der linken Seite gibt dem mehrbetroffenen Arm unter dem Ellenbogen eine Unterstützung, sodass das Schultergelenk unterstützt ist. Die Waschschüssel wird so platziert, dass der Patient mit der weniger betroffenen Hand gut hineinlangen kann. Jetzt kann der Patient sich soweit waschen, wie sein Bewegungsausmaß reicht.

Damit der Patient auch die Achselhöhle und die Innenseite des mehrbetroffenen Armes waschen kann, wechselt die Pflegende unterstützend an die mehrbetroffene Seite. Der mehrbetroffene Arm wird nah an der Achselhöhle und am Handgelenk gehalten, die Hand der Pflegenden bringt dabei den Arm in eine leichte Außenrotation und nach vorn. Jetzt kann der Patient mit seiner rechten Hand die Achselhöhle und den Arm waschen.

Für das Waschen des Rückens werden bewusst die Rotationsbewegungen des Patienten genutzt. Der Patient wird aufgefordert, seine rechte Hand zum linken Knie zu bringen. Damit er von der Rückenlehne nach vorn kommen kann, wird die Bewegung über den Schultergürtel eingeleitet. Durch diese Bewegung verlängert der Patient seine rechte Rumpfseite, die sonst häufig kurz gehalten wird.

Wenn der rechte Arm viel für Bewegungen benutzt wurde, kann der Patient sich sogar selbstständig seine linke Gesichtshälfte rasieren und den Arm allein nach oben bewegen, um sich die Haare zu kämmen. Nach dieser bewegungsintegrierten Körperpflege kann der Patient viel leichter auf die Bettkante gesetzt werden und beim Transfer drückt er nicht mehr so stark zu seiner linken Seite.

Körperpflege in Seitenlage

Die Ausgangsstellung der stabilen **Seitenlage** ermöglicht eine weitere aktivierende Körperpflege. In dieser Position haben die Patienten mit einer hypotonen mehrbetroffenen Seite ein großes Bewegungsausmaß ihrer weniger betroffenen Seite. Der Vorteil dieser Lage ist, dass die Patienten für die gesamte Körperwäsche und das Ankleiden auf dieser Seite liegen bleiben können. Mithilfe geringer Bewegungen Richtung Bauch oder Rücken können sie die unten liegende Körperseite sowohl waschen als auch ankleiden. Besonders Patienten mit einem Neglect profitieren von dieser Ausgangsstellung, da die nicht wahrgenommene Seite durch die auf der Matratze liegende Körperhälfte mit kleinen Bewegungen der oben liegenden Seite stimuliert wird. Bei hypotonen Patienten ist zusätzlich durch die stabilisierte Lage die beste Voraussetzung gegeben, den Tonus in dieser Seite adäquat anzupassen. Sie bietet für Bewegung der anderen Seite genügend Halt.

Vorgehen

Der Patient wird auf die mehrbetroffene Seite gelegt und die Lage mit einem kleinen Kissen in die Taille sowie einem gerolltem Handtuch zwischen Matratze und Rücken des Patienten stabilisiert. Die Beine liegen angewinkelt. Der mehrbetroffene Arm liegt auf der Matratze und wird an der Hand und am Handgelenk mit einem Handtuch unterlagert. Kopf und Nacken sind hoch unterlagert. Die Waschschüssel kann in Sicht- und Greifweite des Patienten entweder auf das Bett oder den Nachttisch gestellt werden. Beim Waschen wird die bessere Hand geführt, falls der Patient die Handlung nicht selbst durchführen kann. Ziel beim Waschen in der Seitenlage ist, dass der Patient die Handlung so weit übernimmt, wie er kann. Bei Erschöpfung übernimmt die Pflegende das Waschen. Sowohl das Entkleiden als auch das Anziehen wird in dieser Lage gemeinsam mit dem Patienten durchgeführt. Das Ausziehen beginnt mit dem weniger betroffenen, oben liegenden Arm.

7.3 Patienten mit wenig Rumpfstabilität und fehlender Kopfhaltung

Bei Patienten, die ihren Kopf nicht halten können und bei denen der Rumpf keinen adäquaten Tonus aufbauen kann, ist es üblich, die Körperpflege zumeist liegend in Rückenlage durchzuführen. Dagegen spricht jedoch, dass der Rücken des Patienten in dieser Position stärker angespannt wird (wenn z. B. die Arme des Patienten angehoben werden, wird die Rückenmuskulatur stärker angespannt und der Körper – vor allem der Kopf – drückt sich in die Matratze). Ein anderer Aspekt, der gegen die Rückenlage beim Waschen spricht, ist, dass der Patient schwerer bewegt werden kann, wenn ihm z. B. der Rücken und das Gesäß gewaschen werden. Die Seitenlage ist daher häufig die bessere Alternative.

Vorgehen

Für Patienten, die beidseitig betroffen sind, ergibt die **Seitenlage bei der Körperpflege** die beste Ausgangsstellung. In dieser Lage können vor allem Patienten mit Trachealkanüle leichter abhusten, da der Thorax den Bauchmuskeln angenähert ist und das Husten effektiv erfolgt. Für die Ausgangsstellung wird die Seite gewählt, die mehr betroffen ist.

Im Rücken sind ein gerolltes Handtuch und eine gerollte Decke fest an den Körper gebracht. Die Beine liegen in einer angewinkelten Position. Der vordere Rumpf ist bis an die Rippen und Taille mit einem kleinen Kissen unterstützt. Der Kopf ist im Hals und Nackenbereich gut unterstützt, sodass der Patient den Ablauf verfolgen kann. Die Pflegende kniet mit einem Bein am Rücken des Patienten. So fällt es ihm leichter, die rechte Hand und den Arm des Patienten in der Bewegung zu führen. Die Pflegende streift einen Waschhandschuh über die Hand des Patienten und legt ihre rechte Hand im Waschhandschuh auf diese Hand. Die linke Hand der Pflegenden stabilisiert die Schulter. Beim Waschen wird die Hand des Patienten zum Gesicht geführt.

Der Rest des Körpers wird von der Pflegenden gewaschen. Dabei berücksichtigt sie stets, dass der gesamte Vorgang für die Patientin nachvollziehbar bleiben soll und dass immer, wenn ein Körperteil bewegt wird, der restliche Körper stabil liegen bleibt.

Werden die Hände gewaschen, muss das Handgelenk stabil gehalten werden.

Um den Rücken zu waschen, wird die hintere Decke etwas entfernt, sodass es leicht ist, die rückwärtigen Körperanteile zu versorgen. Damit die unten liegende Rumpfseite gewaschen werden kann, wird die Patientin mit dem Oberkörper leicht nach vorn oder nach hinten gedreht. Wird der Unterkörper gewaschen, muss die Pflegende eine Position vor dem Patienten einnehmen.

Beim Waschen der Beine wird den Füßen besondere Aufmerksamkeit gewidmet, da sie sehr viele Spürinformationen erhalten sollen. Bewegungen der vielen kleinen Gelenke im Fuß regen das vestibuläre System an. Dies wiederum ist für den Haltungstonus und das Gleichgewicht förderlich. Der Fuß wird mit zwei Waschhandschuhen in die Hand genommen und beim Waschen durchbewegt. Dabei wirkt eine Hand stets stabilisierend, während die andere den Fuß bewegt. Das obere Bein liegt auf einer Decke. Anschließend wird mit beiden Händen hochgleitend das Bein gewaschen. Während das obere Bein gewaschen wird, bleibt das untere angewinkelt liegen. Der Genitalbereich wird zum Schluss gewaschen. Dabei liegt das obere Bein auf der Decke.

7.4 Mundpflege

Die regelmäßige **Mundpflege** gehört zu den täglichen pflegerischen Aufgaben bei Patienten, die Probleme mit der selbstständigen Durchführung haben. Hierbei ist die allgemeine Mundpflege, die lediglich eine Unterstützung des Patienten umfasst, von der speziellen Mundpflege zu unterscheiden, die auch die Soor- und Parotitisprophylaxe (▶ 4.3.12) sowie Pflegemaßnahmen bei Erkrankungen der Mundhöhle leistet. Gerade bei Patienten, die unter einer Fazialisparese leiden, ist zu empfehlen, die Essensreste nach jeder Mahlzeit aus dem Mund zu spülen. Ein anschließendes Zähneputzen reinigt außerdem die Zahnzwischenräume. Dürfen Patienten aufgrund einer Schluckstörung oral keine Nahrung zu sich nehmen, bedarf es zur Erhaltung der Mundflora einer gründlichen Reinigung der Zähne. Je nach den Problemen der Patienten ist die Ausgangsstellung so zu wählen, dass die Gefahr des Verschluckens gemindert ist.

7.4.1 Patienten, die ihren Mund ausspülen können

Gewöhnlich werden die Zähne am **Waschbecken** geputzt. Damit die Patienten ihren Oberkörper zum Waschbecken bewegen können, brauchen ihre Füße Bodenkontakt. Für die Beckenaufrichtung ist es sinnvoll, ein kleines Kissen in den LWS-Bereich zu geben. Je nach individuellen Problemen werden die Patienten bei der Vorbereitung geführt. Mit einer Hand die Zahnpastatube zu öffnen, bedarf schon viel Geschick, es ist ebenfalls schwierig, die Zahnpasta mit einer Hand auf die Zahnbürste zu bringen.

Wenn die Patienten ihre Zähne putzen, braucht der putzende Arm Bewegungsfreiheit. Ist der Arm auf dem Waschbecken abgestützt und die Patienten bewegen ihren Kopf hin und her, ist die Position des Patienten zu ändern. Der Patient muss mehr in Aufrichtung gebracht werden, evtl. muss der Rumpf mit einem Bein der Pflegenden stabilisiert werden. Gegebenenfalls ist der Patient beim Putzen zu führen. Manche Patienten benötigen lediglich eine Korrektur beim Halten der Zahnbürste.

Brauchen die Patienten beim Ausspülen Unterstützung, kann die Pflegende mit Daumen und Zeigefinger die Wangen leicht zusammendrücken und so das Ausspucken erleichtern.

7.4.2 Patienten mit Schluckstörungen

Gerade in der Frühphase einer Hirnschädigung haben Patienten sehr oft zusätzlich zu den **Schluckstörungen** Probleme damit, den Mund auszuspülen. Bei diesen Patienten wird die Zahnpflege mit sehr wenig Zahnpasta und einer Zahnbürste durchgeführt. Anschließend wird mit einer Kompresse der Mund ausgewischt.

Merke

Ist der Patient ansprechbar, wird er vor dem Auswischen der Mundhöhle mit dem Zeigefinger nach seinem Einverständnis gefragt. In vielen Fällen ist der Zugang über den Mund allerdings zum Wachwerden wichtig.

Vorgehen

Der Patient wird im Bett in einen stabilen Sitz gebracht. Der Patient ist wach und kann den Mund öffnen. Die Zähne werden ihm geputzt. Das Putzen erfolgt bei jedem Zahn von Rot *(Zahnfleisch)* nach Weiß *(Zähne)*. Anschließend wird ihm im gleichen Rhythmus mit einer mehrfach fest um den kleinen Finger gewickelten feuchten Kompresse der Mund ausgewischt. Die Kompresse wird mehrmals erneuert. Da der Patient den Mund gut offen halten kann, werden zum Schluss zur Stimulation der Gaumen und die Zunge abgewischt. Hierbei gehen Pflegende sehr vorsichtig vor, um beim Patienten keinen Würgereiz auszulösen.

Zur Entfernung von Belägen auf der Zunge eignen sich handelsübliche Zungenreiniger. Die Stimulation im Mund regt den Speichelfluss an und die Patienten bewegen anschließend ihre Zunge stärker. Damit der Speichel nicht in die Trachea gelangt, ist es günstig, wenn Patienten nach der Maßnahme noch eine Weile im Langsitz verbleiben.

Merke

Bei Tätigkeiten im Mund achten Pflegende immer darauf, dass der Patient nicht aus Versehen zubeißt.

LESE- UND SURFTIPP

Dammshäuser, Birgit: Bobath-Konzept in der Pflege. Grundlagen, Problemerkennung und Praxis (DVD mit Handlings). 2. Auflage, Elsevier/Urban & Fischer Verlag, München 2012.

Bobath-Konzept-Deutschland. Gemeinsame Internetseite der vier Verbände, die sich interdisziplinär aus verschiedenen Perspektiven mit der Umsetzung des Bobath-Konzepts befassen (www.bobath-konzept-deutschland.de).

8 Prophylaxen im Rahmen der Körperpflege

8.1 Dekubitusprophylaxe

Definition

Dekubitus *(Druckgeschwür)*: Eine durch länger anhaltenden Druck entstandene Schädigung der Haut und des darunterliegenden Gewebes. Die Entstehung eines Dekubitus ist in den meisten Fällen durch pflegerische Maßnahmen zu vermeiden.

Der **Expertenstandard** Dekubitusprophylaxe des Deutschen Netzwerks für Qualitätsentwicklung in der Pflege (DNQP) wurde erstmals im August 2000 veröffentlicht und bisher in den Jahren 2004 sowie 2010 aktualisiert. Die jeweils aktuelle Fassung kann unter www.wiso.hs-osnabrueck.de kostenpflichtig bestellt werden.

8.1.1 Dekubitusentstehung

Bei der **Dekubitusentstehung** spielen drei Faktoren eine entscheidende Rolle (▶ Abb. 8.1):
- **Druck:** Auflagedruck (Kraft pro Fläche) als komprimierende Kräfte oder Scherkräfte
- **Druckdauer** (Zeit) und **Druckstärke** (Intensität)
- Gewebetoleranz für Druck und Sauerstoff (**Druckempfindlichkeit**).

Erst wenn ein gewisser Druck über einen bestimmten Zeitraum bei einem dekubitusgefährdeten Patienten besteht, kommt es zu einer Schädigung der Haut.
Wie viel Druck ausreicht und wie stark die Haut geschädigt wird, hängt von der individuellen Gewebetoleranz für Druck und Sauerstoff ab.

Druck

Der physiologische **Druck** in den arteriellen Kapillaren (Haargefäße) beträgt durchschnittlich 47 mmHg. Übersteigt der Auflagedruck den Druck in den Kapillaren, reagiert der Körper mit einer Erhöhung des Kapillardrucks. Dieser Kompensationsmechanismus versagt, wenn der Auflagedruck sich dem diastolischen Blutdruck nähert. Das bedeutet, die Kapillaren werden

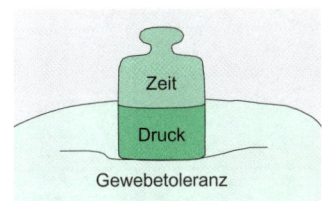

Abb. 8.1 Die drei Faktoren der Dekubitusentstehung: Druck, Zeit und Gewebetoleranz für Druck und Sauerstoff. [A400]

durch die Druckeinwirkung komprimiert. Eine vollständige Komprimierung führt zu einer Minderdurchblutung der betroffenen Areale. Folge: Die Versorgung des Gewebes mit Sauerstoff und Nährstoffen sowie die Entsorgung von Kohlendioxid und Stoffwechselendprodukten werden unterbrochen. Hält die Druckeinwirkung an, entsteht ein Dekubitus.

Zwei Formen von Druck sind für die Entstehung von Dekubiti verantwortlich (▶ Abb. 8.2):

- **Komprimierende Kräfte** wirken senkrecht auf das Gewebe ein; der Druck wird von außen oder innen ausgeübt:
  - Von außen z. B. durch die Matratze, Falten im Bettlaken, ungepolsterte Positionierungsschienen, Krümel im Bett, Schuhe, aber auch Katheter und Sonden, wenn sie auf die Haut einen Druck ausüben
  - Von innen z. B. durch Knochen, die ohne Muskel- und Fettpolster direkt unter der Haut liegen (▶ Abb. 8.3)
- **Scherkräfte** wirken parallel zum Gewebe. Beim Sitzen oder Herabrutschen des Patienten im Bett streben das Skelett und die tiefen Muskelschichten gemäß der Schwerkraft nach unten, während die Haut und die oberen Anteile der Muskeln in

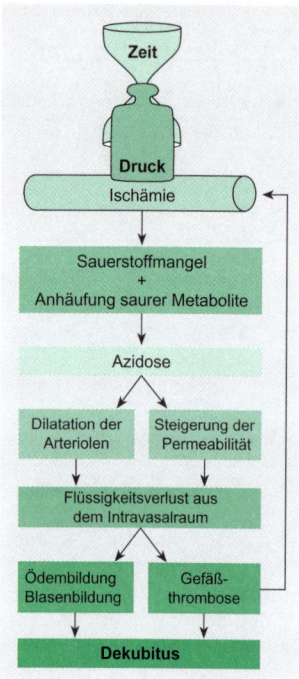

Abb. 8.2 Die Schritte von der andauernden Druckeinwirkung bis zur Dekubitusentstehung. [A400]

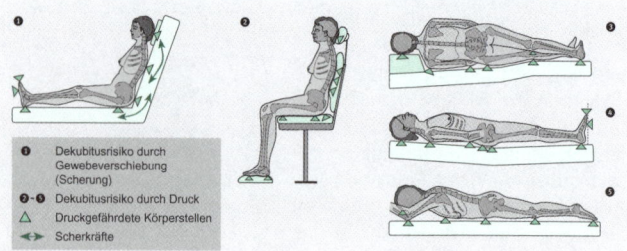

Abb. 8.3 Dekubitusrisiko durch Scherkräfte und Druck. [L157]

der ursprünglichen Position verbleiben. Die Verschiebungen zwischen den beiden Gewebeschichten führen zu einer Dehnung oder gar dem Zerreißen der Blutgefäße im subkutanen Gewebe, wodurch die Haut nicht mehr ausreichend durchblutet wird (▶ Abb. 8.3).

Druckdauer (Zeit) und Druckstärke (Intensität)

Dauer und Intensität der Druckeinwirkung auf bestimmte Hautbezirke sind für die Dekubitusentstehung entscheidend. Je nach Gewebetoleranz des Patienten *(siehe unten)* reichen oft auch weniger als 1 bis 2 Stunden Druckeinwirkung zur Entstehung eines Dekubitus aus. Wurde die Durchblutung der Hautzellen nur kurze Zeit unterbrochen, können sie sich meist wieder erholen. Hält der Sauerstoffmangel jedoch länger an, sterben einzelne Zellen ab, es bildet sich eine Nekrose *(Gewebstod)*.

Druckdauer und -intensität werden durch verschiedene Faktoren beeinflusst:

- **Unterlage.** Die Druckintensität wird in großem Maße durch die Härte der Unterlage bestimmt; ein Sitzpolster kann den Druck nachweislich verändern
- **Körperposition.** Im Sitzen ist der Auflagedruck im Gesäßbereich *(siehe oben)* deutlich höher als in der flachen Rückenlage
- **Mobilität und Aktivität.** Veränderungen der Lage- oder Sitzposition führen zu einer Druckentlastung. Bei Einschränkungen der Mobilität, z. B. bei Arthritis, Multipler Sklerose, Bewusstseinseinschränkungen oder Schmerzen, aber auch durch die Gabe von Tranquilizern und Sedativa, können Patienten ihre Position nicht ohne fremde Hilfe ändern
- **Körpergewicht.** Kachektische Personen weisen höhere Spitzendrücke (höchste gemessene Drücke in den Kapillaren) der Haut auf als normalgewichtige Menschen. Bei übergewichtigen Patienten werden größere Bereiche mit erhöhtem Druck gemessen, gleichzeitig niedrigere Spitzendrücke
- **Hautfeuchtigkeit.** Schwitzen oder ungenügende Inkontinenzversorgung führen zu *Mazerationen* (Aufweichen) der Haut. Die Reibung zwischen der mazerierten Haut und der Unterlage begünstigt die Entstehung von Scherkräften *(siehe oben)*
- **Schmerzempfinden und -reaktion.** Dem Gesunden signalisieren Kribbeln oder Schmerzen, dass der Druck auf einen bestimmten Hautbezirk zu groß ist. Sind Schmerzempfindungen oder -reaktionen beeinträchtigt, z. B. bei Querschnittslähmung oder Diabetes mellitus, funktioniert dieses „Warnsystem" nicht mehr.

ACHTUNG
Die Zeit bis zum Eintreten eines Dekubitus kann je nach individueller Gewebetoleranz *(siehe unten)* deutlich unter zwei Stunden liegen!

Gewebetoleranz für Druck und Sauerstoff

Definition

Gewebetoleranz: Fähigkeit von Haut und Unterhautfettgewebe, Druck ohne schädigende Folgen zu ertragen.

Druck und Druckdauer allein erklären nicht vollständig die Entstehung eines Dekubitus. Der Begriff **Gewebetoleranz** fasst Faktoren zusammen, die das individuelle Dekubitusrisiko beeinflussen, ohne direkt in Zusammenhang mit Dauer und Intensität von Druck und Scherkräften zu stehen. Faktoren, die die Fähigkeit des Gewebes, Druck zu verteilen, beeinflussen (Gewebetoleranz für Druck):

- **Gewebemasse.** Gut ausgebildetes Unterhautfettgewebe und Muskulatur können Druck besser verteilen als dünne Schichten über Knochenvorsprüngen oder „erschlaffte" Muskelschichten bei gelähmten Patienten *(siehe Dekubituslokalisation)*
- **Im Alter nimmt die Fähigkeit zur Druckverteilung ab;** der Grund dafür liegt u. a. in der veränderten Zusammensetzung des Bindegewebes, dem Nachlassen des Muskeltonus sowie der verlangsamten Regeneration von Hautzellen
- **Dehydratation.** Unzureichende Flüssigkeitsaufnahme vermindert die Elastizität der Haut
- **Glukokortikoidtherapie.** Eine längere Einnahme von Glukokortikoiden behindert die Kollagenbildung und die Regeneration von Kapillargefäßen
- **Eiweiß- und Vitamin-C-Defizit.** Vitamin C spielt eine Rolle beim Aufbau von Kollagenen; ein Eiweißdefizit verstärkt die Wirkung der Glukokortikoide
- **Stress.** Vermutlich steigt bei gestressten Menschen die Produktion von Kortisol, das wiederum die Kollagenbildung verlangsamt.

Faktoren, die die Sauerstoffverteilung innerhalb des Gewebes und den Sauerstoffbedarf des Gewebes beeinflussen (Gewebetoleranz für Sauerstoff):

- **Fieber.** Durch Schwitzen kommt es zur Austrocknung des Körpers und zu einem erhöhten Sauerstoffbedarf des Gewebes
- **Temperatur.** Eine erhöhte Raumtemperatur und zu stark wärmende Kleidung oder Bettwäsche erhöhen den Stoffwechsel und damit den Sauerstoffbedarf des Gewebes
- **Beta-Blocker** reduzieren die Hautdurchblutung um 20 bis 30 %
- **Eiweißmangel** führt zu Ödemen, die wiederum die Sauerstoffversorgung der Haut vermindern
- **Nikotinabusus** begünstigt Arteriosklerose, die mit einem verminderten Blutfluss und einer verminderten Sauerstoffversorgung der Haut einhergeht
- **Krankheiten,** z. B. Lungenerkrankungen, Anämien, Diabetes mellitus, führen u. a. zu einer reduzierten Sauerstoffversorgung und zu Gefäßveränderungen

- **Blutdruck.** Systolische Blutdrücke unter 100 mmHg sowie diastolische Drücke unter 60 mmHg können das Dekubitusrisiko erhöhen *(siehe Druck)*.

8.1.2 Dekubituslokalisation

Dekubitusgefahr besteht vor allem an Körperstellen, an denen sich zwischen Haut und darunterliegenden Knochen keine bzw. nur wenig Muskulatur und Unterhautfettgewebe befindet (▶ Abb. 8.3).
Die **dekubitusgefährdeten Körperpartien** sind:
- In Rückenlage: Kreuz- und Steißbein, Fersen, Schultern, Hinterkopf, Wirbelsäule und Ellenbogen
- In Seitenlage: Ohrmuscheln, Trochanter major (großer Rollhügel), Knie, Ellenbogen, Fußknöchel
- Im Sitzen: Fersen, Fußballen, Hinterkopf, Sitzbeinhöcker, Wirbelsäule, hintere Seite des Oberschenkels
- In Bauchlage: Stirn, Ellenbogen, Beckenknochen, Rippen, Kniescheiben, Zehen.

8.1.3 Einschätzung des Dekubitusrisikos

Jeder Patient wird bei der Aufnahme von einer Pflegenden hinsichtlich seines **Dekubitusrisikos** eingeschätzt. Dies ist im Expertenstandard zur Dekubitusprophylaxe (▶ 8.1) verbindlich festgelegt. Ausgenommen sind nur Patienten, bei denen die Pflegende eine Gefährdung sicher ausschließen kann. Weitere Folgeeinschätzungen des Dekubitusrisikos ergeben sich aus der Stärke des individuellen Risikos des Patienten. Die Anpassung erfolgt umgehend bei Änderungen der Mobilität, der Aktivität und des Drucks.

Um die individuelle Dekubitusgefährdung zu ermitteln, sind Skalen hilfreiche Instrumente. Für einige Patientengruppen wurden Risikoskalen entwickelt. Zusammen mit dem Ergebnis der Einschätzung dokumentieren die Pflegenden, welche Skala sie angewendet haben.

Dekubitusrisikoskalen sind noch nicht ausreichend wissenschaftlich untersucht. So kann weder eine bestimmte Skala empfohlen werden, noch können sich die Pflegenden „blind" auf das Ergebnis der Skalen verlassen. Wichtig ist auch, dass Pflegende in der Anwendung einer Skala ausreichend geschult sind.

Braden-Skala

Die amerikanische Krankenschwester *Barbara Braden* entwickelte die **Braden-Skala** (▶ Tab. 8.1). Die Skala erfragt für die Risikoeinschätzung die Faktoren Druck und Gewebetoleranz anhand von **sechs Kriterien:**
- Sensorische Wahrnehmung
- Feuchtigkeit
- Aktivität
- Mobilität
- Allgemeines Ernährungsverhalten
- Reibungs- und Scherkräfte.

Tab. 8.1 Braden-Skala zur Ermittlung des Dekubitusrisikos. Pflegende erfassen damit die Dekubitusgefährdung eines Patienten. Je höher die Punktzahl, desto geringer ist das Dekubitusrisiko. Je nach Patientenklientel gelten andere Grenzwerte für die Dekubitusgefährdung. Allgemein kann man davon ausgehen, dass bei einer Gesamtpunktzahl von weniger als 16 bis 18 Punkten ein Patient dekubitusgefährdet ist.

	1 Punkt	2 Punkte	3 Punkte	4 Punkte
Sensorische Wahrnehmung • Fähigkeit, lagebedingte wie künstliche Reize wahrzunehmen und adäquat zu reagieren	Vollständig ausgefallen • Keine Reaktion auf Schmerzreize (auch kein Stöhnen, Zucken, Greifen) aufgrund verminderter (nervaler) Wahrnehmungsfähigkeit bis hin zur Bewusstlosigkeit oder Sedierung, oder Missempfindungen/ Schmerzen werden über den größten Körperanteil nicht wahrgenommen	Stark eingeschränkt • Reaktion nur auf starke Schmerzreize, Missempfindungen können nur über Stöhnen oder Unruhe mitgeteilt werden, oder Sensorisches Empfinden stark herabgesetzt, Missempfindungen/Schmerzen werden über die Hälfte des Körpers nicht wahrgenommen	Geringfügig eingeschränkt • Reaktion auf Ansprechen, Missempfindungen bzw. das Bedürfnis nach Positionswechsel können nicht immer vermittelt werden, oder • Sensorisches Empfinden teilweise herabgesetzt. Missempfindungen/ Schmerzen werden an ein oder zwei Extremitäten nicht wahrgenommen	Nicht eingeschränkt • Reaktion auf Ansprechen, Missempfindungen/Schmerzen werden wahrgenommen und können benannt werden
Feuchtigkeit • Ausmaß, in dem die Haut Feuchtigkeit ausgesetzt ist	Ständig feucht • Die Haut ist ständig feucht durch Schweiß, Urin usw. • Nässe wird bei jedem Bewegen festgestellt	Oft feucht • Die Haut ist oft, aber nicht ständig feucht, die Wäsche muss mindestens einmal pro Schicht gewechselt werden	Manchmal feucht • Die Haut ist hin und wieder feucht, die Wäsche muss zusätzlich einmal täglich gewechselt werden	Selten feucht • Die Haut ist normalerweise trocken, Wäschewechsel nur routinemäßig

Tab. 8.1 Braden-Skala zur Ermittlung des Dekubitusrisikos. Pflegende erfassen damit die Dekubitusgefährdung eines Patienten. Je höher die Punktzahl, desto geringer ist das Dekubitusrisiko. Je nach Patientenklientel gelten andere Grenzwerte für die Dekubitusgefährdung. Allgemein kann man davon ausgehen, dass bei einer Gesamtpunktzahl von weniger als 16 bis 18 Punkten ein Patient dekubitusgefährdet ist. *(Forts.)*

	1 Punkt	2 Punkte	3 Punkte	4 Punkte
Aktivität • Grad der körperlichen Aktivität	Bettlägerig • Das Bett kann nicht verlassen werden	An den Stuhl/Rollstuhl gebunden • Gehfähigkeit ist stark eingeschränkt oder nicht vorhanden • Kann sich selbst nicht aufrecht halten und/oder • Braucht Unterstützung beim Hinsetzen	Gehen • Geht mehrmals am Tag, aber nur kurze Strecken, teils mit, teils ohne Hilfe • Verbringt die meiste Zeit im Bett/Lehnstuhl/Rollstuhl	Regelmäßiges Gehen • Verlässt das Zimmer mindestens zweimal am Tag • Geht tagsüber im Zimmer etwa alle zwei Stunden auf und ab
Mobilität • Fähigkeit, die Körperposition zu halten und zu verändern	Vollständige Immobilität • Selbst die geringste Lageänderung des Körpers oder von Extremitäten wird nicht ohne Hilfe durchgeführt	Stark eingeschränkt • Eine Lageänderung des Körpers oder von Extremitäten wird hin und wieder selbstständig durchgeführt, aber nicht regelmäßig	Geringfügig eingeschränkt • Geringfügige Lageänderungen des Körpers oder der Extremitäten werden regelmäßig und selbstständig durchgeführt	Nicht eingeschränkt • Lageänderungen werden regelmäßig und ohne Hilfe durchgeführt

Tab. 8.1 Braden-Skala zur Ermittlung des Dekubitusrisikos. Pflegende erfassen damit die Dekubitusgefährdung eines Patienten. Je höher die Punktzahl, desto geringer ist das Dekubitusrisiko. Je nach Patientenklientel gelten andere Grenzwerte für die Dekubitusgefährdung. Allgemein kann man davon ausgehen, dass bei einer Gesamtpunktzahl von weniger als 16 bis 18 Punkten ein Patient dekubitusgefährdet ist. *(Forts.)*

	1 Punkt	2 Punkte	3 Punkte	4 Punkte
Allgemeines Ernährungsverhalten	Schlechte Ernährung • Isst die Portionen nie auf • Isst selten mehr als 1/3 jeder Mahlzeit • Isst zwei eiweißhaltige Portionen (Fleisch oder Milchprodukte) oder weniger täglich • Trinkt wenig • Trinkt keine Nahrungsergänzungskost, oder • Wird per Sonde oder seit mehr als fünf Tagen intravenös ernährt	Wahrscheinlich unzureichende Ernährung • Isst selten eine Mahlzeit auf, in der Regel nur die Hälfte • Die Eiweißzufuhr erfolgt über nur drei Portionen (Milchprodukte, Fleisch) täglich • Hin und wieder wird Ergänzungskost zu sich genommen, oder • Erhält weniger als die erforderliche Menge Flüssigkeit bzw. Sondenernährung	Ausreichende Ernährung • Isst mehr als die Hälfte der meisten Mahlzeiten, mit insgesamt vier eiweißhaltigen Portionen (Milchprodukten, Fleisch) täglich • Lehnt hin und wieder eine Mahlzeit ab, nimmt aber Ergänzungsnahrung, wenn angeboten, an, oder • Wird über eine Sonde ernährt und erhält so die meisten erforderlichen Nährstoffe	Gute Ernährung • Isst alle Mahlzeiten, weist keine zurück • Nimmt normalerweise vier eiweißhaltige Portionen (Milchprodukte, Fleisch) zu sich, manchmal auch eine Zwischenmahlzeit • Braucht keine Nahrungsergänzungskost

Tab. 8.1 Braden-Skala zur Ermittlung des Dekubitusrisikos. Pflegende erfassen damit die Dekubitusgefährdung eines Patienten. Je höher die Punktzahl, desto geringer ist das Dekubitusrisiko. Je nach Patientenklientel gelten andere Grenzwerte für die Dekubitusgefährdung. Allgemein kann man davon ausgehen, dass bei einer Gesamtpunktzahl von weniger als 16 bis 18 Punkten ein Patient dekubitusgefährdet ist. (Forts.)

	1 Punkt	2 Punkte	3 Punkte	4 Punkte
Reibungs- und Scherkräfte	Problem • Mäßige bis erhebliche Unterstützung bei jedem Positionswechsel erforderlich • (An-)Heben (z. B. auch Richtung Kopfende) ist nicht möglich, ohne über die Unterlage zu schleifen • Rutscht im Bett oder Stuhl regelmäßig nach unten und muss wieder in die Ausgangsposition gebracht werden • Spastik, Kontrakturen und Unruhe verursachen fast ständige Reibungen	Potentielles Problem • Bewegt sich ein wenig und braucht selten Hilfe • Die Haut scheuert während der Bewegung weniger intensiv auf der Unterlage (kann sich selbst ein wenig anheben) • Verbleibt relativ lange in der optimalen Position im Bett (Sessel/Rollstuhl/Lehnstuhl) • Rutscht nur selten nach unten	Kein feststellbares Problem • Bewegt sich unabhängig und ohne Hilfe in Bett und Stuhl • Muskelkraft reicht aus, um sich ohne Reibung anzuheben • Behält optimale Positionen in Bett oder Stuhl aus eigener Kraft bei	

Die Braden-Skala wurde nicht spezifisch für eine Patientengruppe entwickelt und ist die am meisten (wissenschaftlich) getestete Skala. Braden betont, dass Pflegefachkräfte sich für eine Messung des Dekubitusrisikos nicht allein auf den Punktwert der Skala verlassen können, sondern diese Einschätzung mit ihrer Pflegeerfahrung ergänzen sollten.

Norton-Skala

Eine weitere Skala zur Erfassung der Dekubitusgefahr ist die **Norton-Skala** (▶ Tab. 8.2). Sie wurde von der englischen Krankenschwester *Doreen Norton* in den 1950er-Jahren zur Einschätzung von älteren Menschen entwickelt und war die Basis für die Entwicklung weiterer Skalen (z. B. von Knoll, Gosnell, Ek, Bienstein). Die originale Norton-Skala berücksichtigt folgende **fünf Kriterien:**
- Körperlicher Zustand
- Geistiger Zustand
- Aktivität
- Beweglichkeit
- Inkontinenz.

Der Faktor „Gewebetoleranz" war zum Zeitpunkt der Entstehung der Norton-Skala noch nicht bekannt. Die Norton-Skala wurde in Deutschland für den Einsatz in Altenheimen überprüft.

Tab. 8.2 Die originale Norton-Skala zur Einstufung der Dekubitusgefährdung. Für jede Kategorie wird eine Punktzahl zwischen 1 und 4 vergeben. Ab 16 Punkten oder weniger besteht ein Dekubitusrisiko. Die modifizierte Nortonskala nach Bienstein überschätzt das Dekubitusrisiko bei Bewohnern in Altenheimen mehr als die Originalskala von Norton.

Punkte	Körperlicher Zustand	Geistiger Zustand	Aktivität	Beweglichkeit	Inkontinenz
4	Gut	Klar	Geht ohne Hilfe	Voll	Keine
3	Leidlich	Apathisch	Geht mit Hilfe	Kaum eingeschränkt	Manchmal
2	Schlecht	Verwirrt	Rollstuhlbedürftig	Sehr eingeschränkt	Meistens Urin
1	Sehr schlecht	Stuporös	Bettlägerig	Voll eingeschränkt	Urin und Stuhl

8.1.4 Schweregrad eines Dekubitus

Für die effiziente Therapie eines Dekubitus ist es notwendig, seinen **Schweregrad** (▶ Abb. 8.4) zu kennen. In der Literatur finden sich unterschiedliche Klassifikationen mit unterschiedlichen Schweregraden. Im Expertenstandard (▶ 8.1) wird die **vierstufige Klassifikation nach EPUAP** (*European Pressure Ulcer Advisory Panel,* 1988) empfohlen. Sie unterscheidet folgende vier Schweregrade:

- **Grad I:** Persistierende, umschriebene Hautrötung bei intakter Haut. Weitere klinische Zeichen können Ödembildung, Verhärtung oder lokale Überwärmung sein
- **Grad II:** Teilverlust der Haut. Die Epidermis bis hin zu Anteilen der Dermis (Korium) ist geschädigt; der Druckschaden ist oberflächlich und kann sich klinisch als Blase, Hautabschürfung oder flaches Geschwür darstellen
- **Grad III:** Verlust aller Hautschichten und Schädigung oder Nekrose des subkutanen Gewebes, die bis auf die darunterliegende Faszie reichen kann. Der Dekubitus zeigt sich klinisch als tiefes, offenes Geschwür
- **Grad IV:** Verlust aller Hautschichten mit ausgedehnter Zerstörung, Gewebenekrose oder Schädigung von Muskeln, Knochen oder unterstützenden Strukturen (Sehnen, Gelenkkapsel).

Ein Dekubitus heilt nicht entlang der beschriebenen Stadien, d. h., aus einem Dekubitus Grad III (EPUAP) kann niemals ein Dekubitus Grad II (EPUAP) werden. Dokumentiert wird immer die Heilungsrate eines z. B. Dekubitus Grad III, dessen Wundgröße sich z. B. innerhalb von drei Wochen von 10 cm^2 auf 7 cm^2 verkleinert hat.

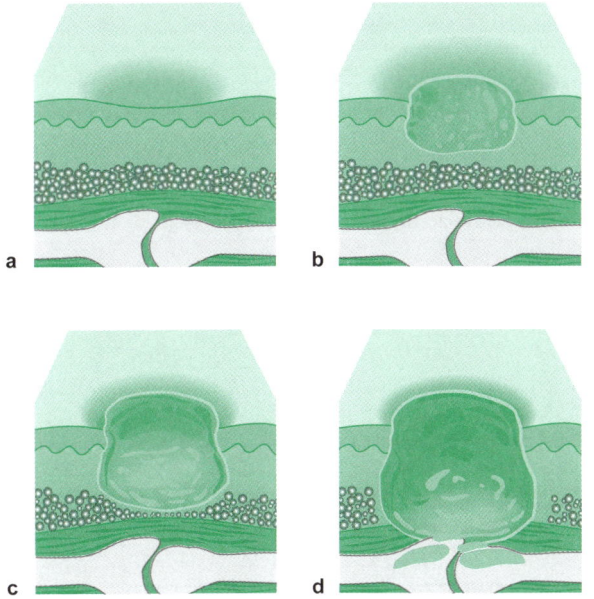

Abb. 8.4 Grad I (EPUAP) (a) Umschriebene Rötung bei intakter Haut. (b) Grad II (EPUAP): Flaches Geschwür der Epidermis und Teile der Dermis. (c) Grad III (EPUAP): Schädigung aller Hautschichten und Teilen der Subkutis, teilweise nekrotisch. (d) Grad IV (EPAUP): Ausgedehnte Zerstörung aller Hautschichten mit Muskel- und Knochenbeteiligung. [L231]

8.1.5 Maßnahmen zur Dekubitusprophylaxe

Definition

Dekubitusprophylaxe: Maßnahmen, um einem Dekubitus vorzubeugen. Da mit der Formel „Druck × Zeit" die Hauptursache für die Entstehung eines Dekubitus beschrieben wird, hat die Druckentlastung und -reduzierung gefährdeter Körperstellen oberste Priorität. Diese erfolgt durch:
- Bewegungsförderung
- Positionswechsel
- Bewegungshilfsmittel.

Unterstützende Maßnahmen wie Hautpflege und Ernährung beeinflussen die Gewebetoleranz.

Die Wirksamkeit der prophylaktischen Maßnahmen wird mindestens einmal täglich durch eine sorgfältige Hautbeobachtung überprüft.

Ein Dekubitus kann nur verhindert werden, wenn alle an der Versorgung beteiligten Personen entsprechende Maßnahmen durchführen. Dies bedeutet:
- Kontinuität prophylaktischer Maßnahmen
- Schulung von Patienten und Angehörigen.

Bewegungsförderung

Bewegung entlastet einzelne Körperpartien oder verteilt das Körpergewicht auf größere Flächen und reduziert so den Auflagedruck. Bereits geringe Bewegungen unterbrechen die Druckbelastung und verbessern damit die Hautdurchblutung. Für jeden dekubitusgefährdeten Patienten wird ein Bewegungsplan mit individuellen Bewegungs- und Positionierungsintervallen erstellt.

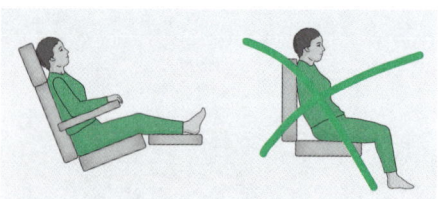

Abb. 8.5 Im Sitzen wird das Körpergewicht auf eine geringe Fläche verteilt. Entsprechend höher ist der Druck. Links die Sitzposition mit der geringsten Druckbelastung (Stuhl mit Armlehne und ca. 130° zurückliegender Rückenlehne, Unterschenkel und Füße auf einer Unterlage und mit Fersenschutz). Rutscht der Patient im Sitzen nach vorn (rechts), erhöht dies die Druckbelastung. [L157]

Zur **Bewegungsförderung** gehören jegliche, selbst kleinste Bewegungen (auch in Stuhl und Bett, ▶ Abb. 8.5). Je nach Bewegungsfähigkeit des Patienten werden entsprechende Maßnahmen geplant, z. B. Mikrobewegungen und 30°-Positionierung. Prinzipiell gilt es, die vorhandenen Eigenbewegungen des Patienten zu fördern. Werden Bewegungsübungen in andere Pflegeabläufe wie Ganzkörperwaschung integriert, erfordern sie einen – im Vergleich zum Nutzen – geringen Zeitaufwand. Alle Bewegungen werden möglichst reibungs- und scherkräftearm durchgeführt.

Positionswechsel

Regelmäßiger **Positionswechsel** des Patienten sorgt zwischenzeitlich für eine völlige Druckentlastung einzelner Hautbezirke. Durch Einbeziehung möglichst vieler Positionen und Positionierungsarten wird auch ein bereits vorhandener Dekubitus druckentlastet und kann so besser heilen.

Ist ein Patient wegen seiner Erkrankung nicht in der Lage, auf der rechten Seite zu liegen, drehen ihn die Pflegenden entweder in Linksseiten- oder Rückenposition. Dadurch verkürzt sich allerdings die Erholungszeit der gefährdeten Hautbezirke auf die Hälfte. Die Bauch- bzw. 135°-Positionierung wird nicht von allen Patienten akzeptiert. Die Eigenbewegung des Patienten sollte beim Lagewechsel so weit wie möglich erhalten und gefördert werden. Ebenfalls sollte darauf geachtet werden, dass Patienten ihren Bedürfnissen gemäß so gelagert werden, dass sie ausreichende positive Reize aus ihrer Umgebung erhalten. Vermieden werden sollte unnötiges Starren an reizarme Wände, langweilige Decken oder in nicht veränderbare Fernsehprogramme.

Notwendige Positionierungsintervalle sind für jeden Patienten individuell zu bestimmen. Man kann zunächst mit einem zweistündigen Intervall beginnen und dies je nach Wirkung verlängern bzw. verkürzen.

Bewegungshilfsmittel

Druckreduzierende **Hilfsmittel,** z. B. Antidekubitusmatratzen, werden eingesetzt, wenn die Druckentlastung durch Bewegungsförderung nicht ausreicht. Je mehr sich die Matratzenoberfläche dem Körper des Patienten anpassen kann, desto mehr verringert sich der Auflagedruck auf einzelne Körperpartien *(Weichpositionierung)*.

Mithilfe spezieller Matratzen und Betten kann der Patient superweich positioniert werden, wodurch eine uneingeschränkte Sauerstoffversorgung aller Hautbezirke gewährleistet wird.

Ergebnisse von Druckmessungen für die jeweiligen Matratzen reichen nicht aus, um sich für ein bestimmtes Hilfsmittel zu entscheiden. Das geeignete Hilfsmittel wird für jeden Patienten individuell nach folgenden Kriterien ausgewählt:
- Prioritäten der Pflege- und Therapieziele
- Bewegungsressourcen des Patienten
- Gefährdete Körperstellen
- Gewicht des Patienten
- Abwägung von Kosten und Nutzen.

ACHTUNG

Weich- und Superweichpositionierung führen zur Bewegungseinschränkung und hemmen die Selbstwahrnehmung und Spontanbewegungen des Patienten. Aus diesem Grund sind diese Positionierungshilfsmittel für Patienten, die noch über eigene Bewegungsressourcen verfügen und bei denen die Förderung von Eigenbewegung oberste Priorität hat, nicht geeignet.

Wasserkissen, Fersen- und Ellenbogenschoner, Watteverbände, Gummiringe, echte und künstliche Felle reduzieren die Belastung des Gewebes nicht und sind somit keine geeigneten Hilfsmittel für die druckentlastende Positionierung.

Bewegungsförderung ist einer Weich- und Hohlpositionierung vorzuziehen.

Der Einsatz druckreduzierender Hilfsmittel ersetzt nicht das regelmäßige Bewegen des Patienten, weil die Gefahr eines Dekubitus weiter besteht. Da der Auflagedruck vermindert ist, kann oft die Häufigkeit des Bewegens reduziert werden.

Hautpflege und Ernährung

Hautpflege, ▶ 4.1

Hautpflege und **Ernährung** dienen dem Erhalt und der Förderung der Gewebetoleranz, führen jedoch nicht zur Druckentlastung. Somit können sie keinen Dekubitus verhindern, jedoch das Risiko reduzieren. Routinemäßiges tägliches Reinigen der Haut ist nicht notwendig. Allerdings sollte gewährleistet werden, dass die Haut nicht unnötig lang Nässe, z. B. durch Urin, Stuhlgang oder Schweiß, ausgesetzt ist. Zur Hautreinigung ist klares Wasser und bei Bedarf der Einsatz von pH-sauren Waschzusätzen ausreichend. Bei trockener Haut sind Wasser-in-Öl-Emulsionen indiziert.

Weiterhin sorgt eine ausgewogene Ernährung durch die Aufnahme von Wasser, Kohlenhydraten, Eiweißen, Vitaminen und Spurenelementen für eine ausreichende Energie- und Nährstoffzufuhr, die für eine gesunde Haut und Eigenbewegungen notwendig ist.

ACHTUNG

Bei vielen lange Zeit durchgeführten Maßnahmen (*„Pflegerituale"*) wurde nachgewiesen, dass sie das Dekubitusrisiko nicht verringern und den Patienten ggf. mehr schaden als nutzen. Deshalb:
- **Keine Salben und Cremes** verwenden, die die Hautporen verschließen und die Hautatmung behindern, z. B. Vaseline, Zinkpaste, Melkfett
- **Nicht Eisen und Föhnen.** Es ist nicht nur wirkungslos, es führt sogar zur Erhöhung der Infektionsgefahr, weil mit dem Föhn Keime auf die Haut geblasen werden. Außerdem drohen bei unsachgemäßer Anwendung Kälteschäden und Verbrennungen

- **Keinen Franzbranntwein verwenden.** Er verbessert nicht die Durchblutung der Haut. Vielmehr entfettet der Alkohol die Haut und macht sie weniger widerstandsfähig gegen Druck
- **Keine ätherischen Öle** (z. B. Fichtennadelöl) **sowie hyperämisierende Hautpflegemittel** und Massagen anwenden. Sie können die Durchblutung der Haut nicht nachhaltig steigern
- **Keine prophylaktische Verwendung von Desinfektionsmitteln.** Hautkeime sind physiologisch und haben eine wichtige Platzhalterfunktion. Durch Anwendung von Hautdesinfektionsmitteln und Antiseptika, z. B. Octenisept® oder Cutasept®, wird die natürliche Hautflora zusammen mit den pathogenen Keimen zerstört
- **Gummi und Plastik meiden.** Nicht atmungsaktive Gummi- und Plastikunterlagen im Bett und Inkontinenzversorgung hindern die Haut daran, den optimalen Feuchtigkeitsgehalt selbst zu bestimmen. Es kann nicht ausgeschlossen werden, dass manche Inkontinenzversorgung durch die eingearbeitete Plastikfolie die Dekubitusgefahr erhöht.

Hautbeobachtung

Die regelmäßige **Beobachtung der Haut** des Patienten (▶ 2.3) ist die Voraussetzung für die Planung und Evaluation der Pflegemaßnahmen. Die Pflegenden beobachten die Haut z. B. bei der Körperpflege oder beim Bewegen des Patienten. Bei dekubitusgefährdeten Patienten kontrollieren sie die Haut mindestens einmal täglich. Sollen individuelle Positionierungs- und Bewegungsintervalle bestimmt werden, muss die Haut nach jedem Intervall begutachtet werden, um die Eignung des Intervalls beurteilen zu können.

Um festzustellen, ob es sich bei einer Hautrötung bereits um einen Dekubitus handelt, führen die Pflegenden den Fingertest durch. Dazu drücken sie mit dem Finger auf das gerötete Hautareal. Wenn sich die Stelle nach Wegnehmen des Fingers weißlich verfärbt, handelt es sich um eine Minderdurchblutung, die reversibel ist. Bleibt die Rötung nach dem Fingerdruck bestehen, liegt bereits ein Dekubitus Grad I vor (▶ 8.1.4).

Beobachtungen der Haut tragen die Pflegenden in das Patientendokumentationssystem ein. Auffällige Hautveränderungen teilen sie unverzüglich dem Arzt mit.

Es ist wichtig, auf die Druck- und Schmerzempfindungen von Patienten zu hören, auch wenn diese erst kurze Zeit vorher bewegt wurden. Auf der anderen Seite dürfen Pflegende nicht auf Schmerzäußerungen warten, weil wahrnehmungsgestörte Patienten Schmerz nur reduziert oder gar nicht spüren. Gerade diese Patienten sind jedoch besonders dekubitusgefährdet, z. B. Diabetiker mit einer Polyneuropathie oder Menschen mit einer Halbseitenlähmung.

Kontinuität prophylaktischer Maßnahmen

Nur die **kontinuierliche Durchführung der prophylaktischen Maßnahmen** kann die Entstehung eines Dekubitus wirksam verhindern. Alle an der Versorgung des Patienten beteiligten Personen, z. B. auch die Mitarbeiter in Röntgenabteilungen, Endoskopie oder Arztpraxen, wissen um die Notwendigkeit der zuverlässigen Durchführung der notwendigen Maßnahmen. Pflegende übernehmen hier eine wichtige Informations- und Beraterfunktion.

Schulung von Patienten und Angehörigen

Ein Dekubitus kann nur verhindert werden, wenn der Patient und seine Angehörigen über die Gefährdung Bescheid wissen und notwendige Maßnahmen kennen. Die Pflegenden planen die Maßnahmen gemeinsam mit dem Patienten und den Angehörigen. Der Expertenstandard Dekubitusprophylaxe (▶ 8.1) sieht vor, dass Pflegende **Schulungen von Patienten und Angehörigen** zu den Ursachen der Dekubitusgefährdung, zur Förderung der Eigenbewegung, zum Einsatz druckreduzierender Hilfsmittel und zur Erkennung eines Dekubitus Grad I durchführen.

8.2 Intertrigoprophylaxe

Definition

Die Schweißdrüsen des Menschen produzieren täglich ca. einen Liter Schweiß. Diese Absonderung *(Perspiratio insensibilis)* bleibt fast unbemerkt. Bei körperlicher Anstrengung und Fieber kann die Schweißproduktion auf zwei Liter und mehr gesteigert werden *(Perspiratio sensibilis)*.

Aus Hautfalten kann der Schweiß nicht verdunsten, da dort wenig Luft hingelangt, die Haut weicht auf *(Mazeration)*. In der feuchten Wärme können sich v. a. Bakterien und Pilze gut vermehren, die Haut wird wund, es ist ein **Intertrigo** (intertriginöses Ekzem, Wundsein, Wolf) entstanden. Bei Säuglingen spricht man von Windeldermatitis. Reibung verschlechtert die Situation zusätzlich.

Intertrigogefährdet sind insbesondere Diabetiker, Übergewichtige, Abwehrgeschwächte und Menschen, die stark schwitzen (z. B. bei Fieber).

Intertrigogefährdete Stellen

Besonders **intertrigogefährdete Stellen** sind die Achselhöhlen, bei Frauen die Haut unter den Brüsten, Bauchfalten, die Leisten, der vordere Intimbereich, bei Männern der Bereich unter dem Hodensack sowie die Gesäßfalte. Ziel der Intertrigoprophylaxe ist, dass die Haut des zu Pflegenden überall, insbesondere an Stellen, an denen Haut auf Haut liegt, sauber, trocken und gesund ist.

Prophylaktische Maßnahmen

Die **prophylaktischen Maßnahmen** sind einfach und bei konsequenter Durchführung sehr wirkungsvoll:

- 3-mal täglich Beobachtung der gefährdeten Hautstellen. Hautumschlagfalten besonders beobachten (Feuchtigkeit? Rötung? Hautdefekte?)
- 2-mal täglich alle intertrigogefährdeten Stellen mit klarem Wasser waschen und sorgfältig und vorsichtig trocknen
- Nach Möglichkeit Luft in die Hautfalten lassen: Arme und Beine etwas vom Körper weg lagern
- Insbesondere bei Bettlägerigen darauf achten, dass nicht Haut auf Haut liegt; ist das durch Lagern nicht zu erreichen, saugfähiges, atmungsaktives Material (z. B. Mullkompressen) so zwischen die Hautfalten (z. B. in Zehenzwischenräume, Brustfalten) legen, dass es nicht verrutschen kann. Kompressen bzw. Baumwollläppchen saugen den Schweiß auf und verhindern, dass Haut auf Haut liegt
- Bettwäsche und Kleidung bei Bedarf wechseln
- Nach Arztanordnung antimykotisch wirkende Salbe dünn auftragen.

ACHTUNG

Hautfalten nicht eincremen, da Salben und Cremes die Poren verstopfen, die Hautatmung behindern, zum Wärmestau führen und zusätzlich ein warmes, feuchtes Milieu schaffen. Ausnahme: Antimykotikum nach Arztanordnung.

8.3 Pneumonie- und Atelektasenprophylaxe

Definition

Pneumonie- und Atelektasenprophylaxe: Alle Maßnahmen, um das Entstehen einer Pneumonie *(Lungenentzündung)* oder eine Atelektasenbildung zu verhindern. Atelektasen sind nicht belüftete Lungenabschnitte, die infolge kollabierter Lungenbläschen *(Alveolen)* entstehen.

Auch wenn sich der Begriff „Pneumonieprophylaxe" streng genommen nur auf die Gefahr einer Lungenentzündung beschränkt, umfasst er heute alle Maßnahmen, um Atembeeinträchtigungen rechtzeitig zu erkennen und zu verhüten.

Bettruhe und Mobilitätseinschränkungen können das Atemvolumen eines Patienten im Vergleich zum Gesunden wesentlich reduzieren. Zusätzlich begünstigt die Brustatmung eine Minderbelüftung. Folge ist, dass Alveolen kollabieren und sich ihre Wände aneinander legen. Damit ist ein idealer Nährboden für Bakterien geschaffen. Zusätzlich begünstigen eine aus der Minderbelüftung resultierende Mangeldurchblutung sowie ein

Bronchialsekretstau die Entstehung einer Infektion mit möglicherweise lebensbedrohlichen Komplikationen.

Im Zuge der Körperpflege können Pflegende einige Maßnahmen anwenden, die der Pneumonie- und Atelektasenprophylaxe dienen.

Atemübungen und Atemgymnastik

Atemübungen und Atemgymnastik gehören hauptsächlich zum Aufgabenbereich der Physiotherapie. Doch auch die Pflegenden sollten Techniken kennen, mit denen sie dem Patienten eine bewusste Atmung nahe bringen, ihn anleiten und bei Übungen unterstützen können. Am häufigsten wird das Ausatmen gegen Widerstand genutzt, es stehen aber auch viele Geräte zur Verfügung, die für Atemübungen genutzt werden können.

Sekretlösende Maßnahmen

Um **festsitzendes Sekret zu lösen,** das der Patient nicht oder nur unter großer Anstrengung abhusten kann, gibt es folgende u. a. Möglichkeiten:
- Vibrationsbehandlung
- Einreibungen mit ätherischen Ölen
- Brustwickel (▶ 4.5)
- Inhalation.

Atemunterstützende Lagerungen

Längeres Liegen ohne Lagewechsel führt in den jeweils unteren Lungenabschnitten zu einer verminderten Belüftung. Gleichzeitig sammelt sich dort Sekret an, das der Patient meist nur schwer oder gar nicht abhusten kann. Um dies zu vermeiden, erstellen die Pflegenden einen Bewegungsplan, unterstützen Patienten beim regelmäßigen **Lagewechsel** und fordern mobile Patienten auf, so oft wie möglich aufzustehen.
- Oberkörperhochlagerung
- Kutschersitz (▶ Abb. 8.6)
- Dehnlagerungen
- V-A-T-I-Lagerungen.

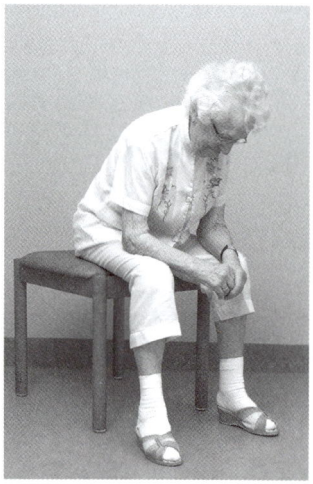

Abb. 8.6 **Kutschersitz**. Die aufgestützten Arme übernehmen das Gewicht des Schultergürtels und ermöglichen dadurch ein tieferes Durchatmen. [K115]

8.4 Kontrakturenprophylaxe

Definition

Kontraktur (lat. *contrahere* = zusammenziehen): Dauerhafte Verkürzung von Muskeln, Sehnen und Bändern mit der Folge einer irreversiblen Bewegungseinschränkung und Versteifung eines Gelenks. Durch tage- oder wochenlangen Bewegungsmangel entsteht eine bleibende Bewegungseinschränkung von Gelenken, was bis zur Gelenkversteifung führen kann.

Bei einer **Kontraktur** ist die Bewegung in dem betroffenen Gelenk charakteristisch verändert. Es besteht eine Zwangshaltung, die vom Patienten nicht aufgehoben werden kann, auch passiv kann das Gelenk nicht oder nur in sehr geringem Umfang – und dann unter großen Schmerzen – bewegt werden. Kontrakturen reduzieren die Lebensqualität eines Patienten erheblich und ziehen im Extremfall dauerhafte Pflegebedürftigkeit nach sich.

Man unterscheidet zwischen Beuge-, Streck-, Abduktions- und Adduktionskontrakturen. Die häufigste Kontraktur ist der so genannte „Spitzfuß" (▶ 8.4.2).

8.4.1 Ursachen von Kontrakturen

Eine Kontraktur ist immer Folge mangelnder Bewegung des betroffenen Gelenks. Sie kann eine Sekundärerscheinung vieler Krankheiten sein, z. B.:

- **Immobilität, Bettlägerigkeit.** Bei fehlender Bewegung werden Muskeln und Sehnen nicht mehr gedehnt und verkürzen sich
- **Inaktivität** (auch Therapie bedingt durch Extension oder längere Gipsbehandlung)
- **Lähmungen.** Erkrankungen des Nervensystems führen häufig zu Kontrakturen (neurogene Kontrakturen), z. B. bei:
  - Spastischen Lähmungen
  - Gehirn- oder Rückenmarksverletzungen (Querschnittslähmung)
  - Zerebralen Durchblutungsstörungen
  - Multipler Sklerose
- **Schonhaltungen.** Bei chronischen Schmerzen nehmen Patienten häufig eine Schonhaltung ein, d. h. sie versuchen eine Position zu finden, in der sie am wenigsten Schmerzen verspüren, und vermeiden jede Bewegung, die Schmerz auslöst
- **Großflächige Narben.** Bei großflächigen schweren Verbrennungen oder Verätzungen in Gelenknähe kommt es zu einer Defektheilung mit Narbenbildung *(sekundäre Wundheilung).* Die Narben schrumpfen, und es entsteht ein Narbenzug, der Bewegungen behindert; die

Folge sind so genannte Narbenkontrakturen *(dermatogene Kontrakturen)*
- Kontrakturen durch **Pflege- und Behandlungsfehler.** Werden bewusstlose, gelähmte oder immobile Patienten nicht ausreichend mobilisiert, z. B. regelmäßig passiv durchbewegt, können sich Kontrakturen bilden. Allein die sachgerechte Positionierung in physiologischer Mittelstellung ist nicht ausreichend.

8.4.2 Maßnahmen der Prophylaxe

Als **Kontrakturenprophylaxe** bezeichnet man alle Maßnahmen, die ergriffen werden, um Kontrakturen vorzubeugen. Maßnahmen zur Kontrakturenprophylaxe können in andere Pflegehandlungen integriert werden. Dazu gibt es zahlreiche Möglichkeiten, z. B. bei der Körperpflege, beim Essen sowie bei der Thrombose- und Pneumonie- und Atelektasenprophylaxe. Ziel der Kontrakturenprophylaxe ist es, die volle Beweglichkeit der Gelenke zu erhalten. **Maßnahmen** zur Kontrakturenprophylaxe sind:
- **Beobachten der Bewegung,** um eine beginnende Bewegungseinschränkung rechtzeitig zu erkennen. Ein besonderes Augenmerk richten die Pflegenden auf die Gelenkstellung und den Funktions-/Bewegungsumfang eines Gelenks sowie auf Schmerzäußerungen des Patienten
- **Mobilisieren** *(Bewegungsübungen),* passives Durchbewegen der Gelenke in regelmäßigen Intervallen
- Positionierung des Patienten in **physiologischer Mittelstellung** (▶ Abb. 8.7)

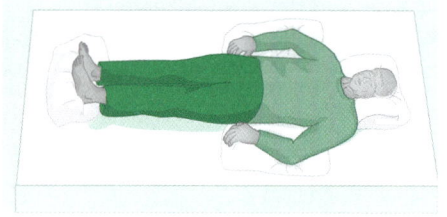

Abb. 8.7 Positionierung des Patienten in physiologischer Mittelstellung. [L138]

- **Positionswechsel.** Bei bettlägerigen Patienten verändern die Pflegenden die Stellung der Gelenke in regelmäßigen Zeitabständen. Arme und Beine lagern sie abwechselnd gebeugt und gestreckt. Der Patient liegt entweder in flacher Rückenlage oder in der 30°-Lage. Die Positionierung in Streckstellung verhindert die Verkürzung der Beuger *(Flexoren),* die Positionierung in Beugestellung die Verkürzung der Strecker *(Extensoren).* Die Beugestellung ist kontraindiziert bei Verletzungen an der Beugeseite der Gelenke (▶ Abb. 8.8)

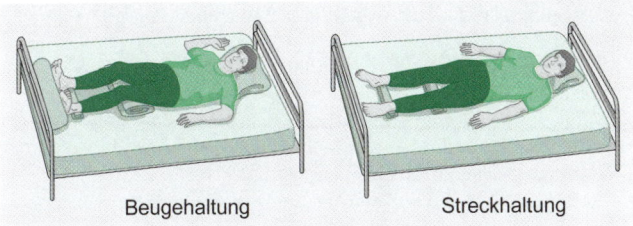

Abb. 8.8 Abwechselnde Positionierung in Streck- und Beugestellung. [L138]

- Möglichst **Verzicht auf (Super-)Weichpositionierung,** weil sie Spontanbewegungen der Patienten hemmt
- Möglichst frühzeitige **Mobilisation:** Motivation des Patienten zu Aktivität und Bewegung
- Streichungen der Muskel-Antagonisten zur **Spastikminderung,** z. B. bei Beugespastik die Strecker aktivieren
- Wohl überlegter, gezielter **Einsatz von Hilfsmitteln,** z. B. Fußstütze gegen Spitzfuß und Versteifung des Kniegelenks, Handexpander, Gummi-Noppen-Bälle zum Grifftraining gegen eine Versteifung von Schulter-, Ellbogen- und Handgelenk.

Positionierungshilfsmittel

Bei der Vielzahl von Positionierungshilfsmitteln hängt die Entscheidung für ein bestimmtes Hilfsmittel von verschiedenen **Kriterien** ab, etwa:
- **Zweck,** z. B. Weichpositionierung, Hohlpositionierung, Ruhigstellung
- **Priorität.** Gegebenenfalls werden Bewegungseinschränkung und Verlust des Körperschemas bei der Superweichpositionierung zugunsten der Dekubitusprophylaxe in Kauf genommen
- **Bequemlichkeit.** Manche Patienten wünschen sich z. B. ein zweites Kopfkissen oder eine Nackenrolle
- **Hygiene** sowie Strapazierfähigkeit des Materials beim Waschen und Desinfizieren
- Unerwünschte **Nebenwirkungen,** z. B. Schwitzen bei Kunst- und Schaumstoffen.

Richtlinien für die gezielte Positionierung

- So viele Positionierungshilfsmittel wie nötig, so wenig wie möglich einsetzen; zu viele Kissen hemmen die Bewegungsfähigkeit des Patienten
- Positionierung und Lagewechsel dem Tagesablauf anpassen, z. B. Rückenlage zu den Mahlzeiten oder Besuchszeiten, Seitenlage in der Zwischenzeit
- Im Pflegeteam gemeinsam festlegen, wann, womit und wie gelagert wird
- Patienten über Sinn und Zweck der Positionierung informieren

- Bewegungsplan sowie Bewegungs- und Positionierungsintervalle einhalten
- Sich an der physiologischen Haltung und Stellung der Gelenke orientieren
- Auf bequeme Positionierung achten; manchmal ist der Kompromiss zwischen therapeutischer Notwendigkeit und Bequemlichkeit nur durch Ausprobieren zu finden
- Positionswechsel mit anderen Handlungen kombinieren, z. B. ist eine rektale Temperaturkontrolle in Seitenlage leichter möglich.

In der Praxis werden oft spezielle Pläne zur Dokumentation der Positionswechsel benutzt.

Spitzfußprophylaxe

Der **Spitzfuß** entsteht durch den Auflagedruck der Bettdecke, die den Fuß zusätzlich zum Eigengewicht in Streckstellung bringt und ist die häufigste Kontraktur bei bettlägerigen und immobilen Patienten (▶ Abb. 8.9). Versteift das Gelenk in dieser Position, kann der Betroffene nur noch auf den Zehenspitzen gehen und den Fuß beim Gehen nicht mehr abrollen. Zur Spitzfußprophylaxe beim liegenden Patienten:

- Weiche Fußstütze, z. B. ein Positionierungskissen oder einen Schaumstoffquader so an das Fußende anbringen, dass die Füße fast im 90°-Winkel liegen
- Die Bettdecke über das Brett am Fußende hängen lassen, damit ihr Gewicht nicht auf die Füße drückt, oder einen Bettbogen verwenden. Die Fersen werden weich oder hohl gelagert, damit kein Dekubitus entsteht.

Eine einfache Spitzfußprophylaxe ist das Sitzen des Patienten in einem Stuhl oder Sessel, weil seine Füße hier bei richtigem Bodenkontakt zwangsläufig eine 90°-Stellung einnehmen.

ACHTUNG

Positionierungshilfsmittel wie Kissen oder Rollen nicht länger als 2 bis 3 Stunden anwenden. So kann eine Knierolle einer Streckkontraktur entgegenwirken, aber durch lang dauernden Einsatz möglicherweise eine Beugekontraktur auslösen.

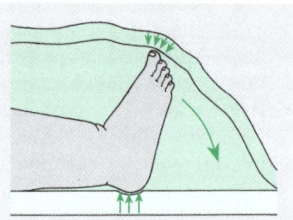

Abb. 8.9 Sowohl das Eigengewicht des Fußes als auch der Druck der Bettdecke fördern die Entstehung eines Spitzfußes. [L157]

LESE- UND SURFTIPP

Pflegewissen. Prophylaxen in der Pflege. 2. Auflage. Elsevier, Urban & Fischer, München 2013.

9 Körperpflege in besonderen Situationen

Es gibt immer wieder Situationen, in denen die beschriebenen Vorgehensweisen bei der Körperpflege aus bestimmten Gründen nicht ausführbar sind. Hier sind insbesondere psychische Krankheiten (▶ 9.1) zu nennen sowie somatische Krankheitsbilder wie Wachkoma (▶ 9.2), die Beatmung (▶ 9.3) oder Allergien bzw. Hautkrankheiten (▶ 9.4), die eine Körperpflege schwierig machen.

9.1 Psychische Krankheiten

Pflegerische Anteile im herkömmlichen Sinne, wie Hilfestellung bei der Kleider- und Körperpflege oder der Nahrungsaufnahme zu leisten, nehmen in der Psychiatrie einen geringeren Stellenwert ein als auf somatischen Stationen. Zwei Krankheitsbilder können die Kleider- und Körperpflege jedoch deutlich erschweren: **Zwangsstörungen** und **Wahngedanken.**

9.1.1 Zwangsstörungen

Definition

Nach der ICD-10 sind die zentralen Merkmale einer **Zwangsstörung** wiederholt auftretende Gedanken oder Handlungen, die immer wieder ausgeführt werden müssen. Die Person versucht erfolglos, sich gegen diese Gedanken zu wehren oder Widerstand gegen das Ausführen der Handlungen zu leisten. Der Widerstand erfolgt, weil die Person letztlich Einsicht in die Sinnlosigkeit der Gedanken und Handlungen hat.

Handlungszwänge äußern sich oft als Kontroll- oder Kontaminationszwänge. So wäscht sich eine Person bis zu hundertmal am Tag die Hände, um Infektionen zu vermeiden, obwohl die Haut der Hände durch das Waschen inzwischen pergamentartig verdünnt und von der Waschlotion angegriffen ist. Eine andere Patientin befürchtet, dass ihre Haare ausfallen könnten und verbringt den ganzen Tag damit, den Sitz ihrer Haare und die Festigkeit der Verwurzelung der Haare zu testen.

Merke

Gedanken- und Handlungszwänge sind nicht immer auseinander zu halten und bedingen einander. Der zwanghaft Gedanke, die Haare verlieren zu können, führt zu dem beobachtbaren zwanghaften Verhalten, die Haare zu kontrollieren (jeden zu fragen, ob die Haare noch sitzen, an den Haaren zu ziehen, in jede[n] Spiegel/Glasscheibe/Pfütze zu gucken, ob noch alle Haare da sind, bei jedem Windstoß zu erschrecken, weil Haare wegfliegen könnten etc.).

Krankheitsursachen

Die Ursachenannahme ist **multifaktoriell.** Bislang gibt es keine wissenschaftlichen Hinweise auf eine typische Persönlichkeit, die an einer Zwangsstörung erkranken könnte oder dass z. B. zwanghafte Persönlichkeiten häufiger an Zwängen leiden. Bei Zwangsstörungen gibt es leichte Hinweise auf familiäre Häufungen und auf biochemischer Seite Hinweise auf Störungen des Serotoninhaushalts, wobei jedoch schwer zu unterscheiden ist, ob diese Störung nicht bereits vor dem Auftreten der Erkrankung vorhanden war.

Klassische und operante Konditionierungsprozesse *(Vermeidungsverhalten)* spielen bei der Entstehung und Aufrechterhaltung der Erkrankung eine große Rolle. Das Zwangsverhalten oder die Gedanken führten anfänglich zu einer gewissen Stressreduktion. Die Patientin, die Sorge hatte, ihre Haare zu verlieren, hatte eventuell in einer stressreichen Lebenssituation von der Friseurin gehört, dass ihre Haare lichter würden. In der Folgezeit hatte die Patientin sich nur beruhigen können, wenn sie sich im Spiegel vom Gegenteil hat überzeugen können. Noch überzeugender waren für sie Versicherungen von Mitmenschen, dass kein Haarausfall zu beobachten sei.

Die Angst, sich infizieren zu können, kann z. B. immer stärker werden, nachdem man einen schweren Infekt überstanden hat. Diese Angst wurde durch Hygieneverhalten reduziert. Mit jedem Händewaschen erleben die Betroffenen Erleichterung.

Wenn Stress- und Belastungssituationen anhalten und durch das Kontroll- oder Hygieneverhalten Erleichterung erreicht werden kann, besteht nicht nur die Gefahr, dass das Verhalten aufrechterhalten wird, sondern zudem eine Eigendynamik entwickelt, die sich – wie bei anderen psychischen Erkrankungen – im Sinne eines Teufelskreises selbst aufrechterhält. Der Patient macht keine korrigierenden Erfahrungen mehr, engt seine Wahrnehmung zunehmend auf die Zwangssymptomatik ein und „verlernt" dabei adäquates Hygiene- und Kontrollverhalten.

Pflege

Zwangspatienten fühlen sich durch ihre Symptomatik oft gequält und leiden massiv darunter. Dieses Leiden macht deutlich, dass sie durchaus die Sinnlosigkeit der Gedanken und der Handlungen erkennen – im Unterschied zum Wahn (▶ 9.1.2), bei dem die Patienten von der Wahrhaftigkeit der Wahninhalte überzeugt sind.

Bei Patienten mit einem sogenannten „Waschzwang" besteht die Aufgabe der Pflegenden in erster Linie darin, dem Patienten zu helfen, ein adäquates Verhalten bei der Körperpflege zu entwickeln, das nicht zu einer Schädigung der Haut führt. Diese Hilfe beim Entwickeln einer angemessenen Körperpflege verläuft parallel zu den Expositionsübungen, die der Patient im Rahmen der Behandlung *(Psychotherapie)* absolviert. Bei diesen Übungen wird der Patient sanft an die Situationen herangeführt, die zur Entwicklung z. B. des Waschzwangs geführt haben und ihm wird beigebracht, wie er mit der Belastung umgehen kann, ohne sich durch das Waschen Entlastung zu verschaffen.

Bei der Begleitung von Patienten mit Zwangshandlungen ist es also zunächst wichtig, die Rituale und Handlungen kennen zu lernen und gezielt zu beobachten. Berücksichtigt werden muss, dass schon der Aufenthalt auf der Station unter Mitpatienten für die Zwangserkrankten eine große Einschränkung in der Ausübung ihrer Zwangshandlungen bedeutet, was meist zu hoher innerer Anspannung führt. Erst wenn sich der Patient auf die Behandlung einlassen kann und Vertrauen gefasst hat, können die Pflegenden mit dem Patienten überlegen, inwieweit er seine Zwangshandlungen reduzieren und Alternativen einsetzen kann, d. h. es wird ein fester zeitlicher Rahmen für die Handlungen vereinbart und der Patient wird bei Bedarf von den Pflegenden bei seinen Zwangshandlungen unterbrochen. Dazu bespricht und übt man das Händewaschen z. B. vor jeder Mahlzeit, am Abend und am Morgen. Wichtig ist es, die Übungen regelmäßig zu wiederholen und zu besprechen und dabei immer wieder auf subtiles Vermeidungsverhalten zu achten.

Da der Patient durch die Übungen mit den Pflegenden und die Therapie unter großen Druck und in einen Zustand hoher Anspannung gerät, ist es wichtig, ihm entsprechende Hilfestellung oder auch Entlastung wie z. B. durch ablenkende Aktivitäten oder Gespräche anzubieten. Darauf aufbauend können auch Übungen im Bereich des lebenspraktischen Trainings durchgeführt werden, wie z. B. Küchendienst oder kleine Reinigungsarbeiten bei einem Patienten mit einem Waschzwang.

ACHTUNG
Bei Patienten mit **Zwangsgedanken** sollten die Pflegenden diese **nicht als unsinnig darstellen oder dagegen argumentieren.** Der Patient soll lernen, mit seinen Gedanken umzugehen und sich nicht von ihnen beherrschen zu lassen. Deswegen begrenzen die Pflegenden die Gespräche über Inhalte der Zwangsgedanken zeitlich und lassen sich nicht zu Argumentationen und ständigen Rückversicherungen verleiten.

9.1.2 Wahn

Definition
Unter einem **Wahn** versteht man eine im Widerspruch zur Realität stehende Überzeugung des Patienten, die ohne entsprechende Anregung von außen entsteht und vom Patienten mit unmittelbarer Gewissheit

erlebt und trotz beweisbarer Gegengründe aufrechterhalten wird. Typisch für das Erscheinungsbild eines Wahns ist, dass die wahnhafte Überzeugung mit unmittelbarer Gewissheit erlebt wird. Ein Wahn ist durch Argumente nicht korrigierbar und wird von der Umwelt nicht geteilt – es handelt sich also quasi um eine „Privatwirklichkeit".

Eine Wahnsymptomatik ist oft ein Bewältigungsversuch der Psyche bei einer aufkommenden psychischen Krankheit mit diffusen, nicht fassbaren Ängsten: Der Wahn dient psychodynamisch der Erklärung einer sonst unverständlichen und daher bedrohlichen Um- oder Innenwelt. In Bezug auf die Körperpflege relevant ist insbesondere der **Verfolgungswahn.** Der Kranke bezieht nicht nur alles, was geschieht, auf sich, sondern gegen sich und fühlt sich als Ziel von Feindseligkeit. Infolgedessen haben viele Patienten große Angst. Dies kann bei der Körperpflege problematisch werden, wenn sich der Kranke selbst nicht ausreichend pflegt, aufgrund seiner Angst aber auch die Pflegenden nicht an sich heran lässt. Wahn kommt bei verschiedenen psychischen Erkrankungen vor, z.B. bei Schizophrenien und schizoaffektiven Psychosen, Depressionen, isolierten Wahnerkrankungen und organisch bedingten psychischen Störungen.

ACHTUNG
Die Pflegenden reden dem Kranken den Wahn nicht aus, da dies ist in der Regel nicht nur sinnlos, sondern sogar gefährlich wäre (es verunsichert den Kranken). Sie teilen aber auch nicht die Überzeugung des Patienten, denn das würde es diesem schwer oder unmöglich machen, den Wahn aufzugeben, wenn sich die Krankheit bessert. Eine gute und ehrliche Strategie ist es, dem Kranken zu sagen, dass man seine Überzeugung nicht teilt, aber seine Ansicht der Sache akzeptiert. Ansonsten versuchen die Pflegenden, am Wahn vorbei die gesunden Anteile des Kranken zu erreichen, etwa durch Gespräche über Themen, die nichts mit dem Wahn zu tun haben, oder durch gemeinsame Aktivitäten.

Pflege
In der Erkrankung vernachlässigen viele Menschen ihr Äußeres und empfinden es als weniger wichtig darauf zu achten, als unter „normalen" Umständen, also außerhalb der Erkrankung. Für viele Pflegende stellt es jedoch immer noch ein unbedingtes Muss dar, dass ihre Patienten sauber und adrett (gekleidet) sind. Pflegende sollten daher ihren persönlichen Reinlichkeitsanspruch nicht auf ihre Patienten übertragen, sondern in Erfahrung bringen, warum es beim Patienten zu einer Vernachlässigung in diesem Bereich kommt und vor allem auch, inwieweit sie ihn dabei unterstützen können. Manchmal überspielt der Patient seine Hilflosigkeit auch mit rohen Bemerkungen über das übertriebene Sauberkeitsbedürfnis der Pflegenden.

Die Pflegenden nehmen alle Wahnideen des Patienten ernst. Von allergrößter Bedeutung für den zwischenmenschlichen Kontakt mit wahnhaften Patienten ist, dass der Kommunikationsstil eindeutig ist, d. h. dass Anspielungen, Zweideutigkeiten, Ironie oder Flüstern unbedingt vermieden werden müssen. Es ist wichtig, die vielfältigen Ängste zu akzeptieren und Gespräche über belanglose bzw. neutrale Themen anzubieten. In der Pflege wahnhafter Patienten ist daher insbesondere auf die Stärkung und die Förderung der gesunden Ich-Anteile der Patienten zu achten.

9.2 Wachkoma

Die Pflege von Patienten im Wachkoma erfolgt in der der Regel über den Weg der **Basalen Stimulation** (▶ Kap. 6) und mithilfe des **Affolter-** (▶ 4.4) sowie des **Bobath-Konzepts** (▶ Kap. 7).
Da der Patient im **Wachkoma** keine selbstinitiierten Bewegungen zeigt, ist die Körperpflege in erster Linie ein Führen mithilfe des Bobath-Konzepts. Besteht eine hohe Muskelspannung und ist kein bequemes Führen möglich, bedienen sich die Pflegenden bei der Körperpflege der Basalen Stimulation.

Merke

Bei Patienten im Wachkoma ist ein tägliches Durchführen einer Ganzkörperwäsche nicht immer der richtige Weg. Eine **exakte Dokumentation** hilft zu zeigen, was zu welchem Zeitpunkt durchgeführt wurde. So kann in einer Seitenlage auf der rechten Seite diese Körperhälfte nicht erreicht werden und daher z. B. am nächsten Tag gewaschen werden.

Die sehr anspruchsvolle Pflege eines Patienten im Wachkoma kann an dieser Stelle nicht in der nötigen Ausführlichkeit dargestellt werden, eine tiefergehende Lektüre ist daher unumgänglich.

LESE- UND SURFTIPP
Nydahl, Peter (Hrsg.): Wachkoma. Betreuung, Pflege und Förderung eines Menschen im Wachkoma. 3. Auflage. Elsevier, Urban & Fischer. München 2011.

9.3 Beatmung

Bei beatmeten bzw. intubierten Patienten ist auf die **Mund-und Nasenpflege** ein besonderes Augenmerk zu legen. Die restliche Körperpflege wird über den Weg der Basalen Stimulation (▶ Kap. 6) bzw. des Bobath- (▶ Kap. 7) und Affolter-Konzepts (▶ 4.4) ausgeführt.

Merke

Manipulationen am Tubus können sehr unangenehm sein und einen Würge- und Hustenreiz auslösen. Daher informieren Pflegende den Patienten bei Maßnahmen, die mit Manipulationen am Tubus verbunden sind, gehen vorsichtig aber zügig vor und verabreichen bei Bedarf nach Arztrücksprache Sedativa und/oder Analgetika.

9.3.1 Mundpflege bei oraler Intubation

Bei oraler Intubation ist die **Mundpflege,** bedingt durch den Tubus, einerseits deutlich erschwert und andererseits für den Patienten oft auch sehr unangenehm durch die mehr oder weniger starken Manipulationen am Tubus.

Ziel der Mundpflege ist (wie bei anderen Schwerkranken auch) die Aufrechterhaltung bzw. Wiederherstellung einer physiologischen Mundflora, das Gesunderhalten von Zähnen und Zahnfleisch sowie die Soor- und Parotitisprophylaxe (▶ 4.3.13). Bereits entstandene Schädigungen, z. B. Infektionen der Mundschleimhaut, werden behandelt.

Die Mundpflege bei oraler Intubation umfasst
- Das Absaugen von Sekret aus Mund und Rachen
- Die Inspektion und Reinigung der Mundhöhle (einschließlich Zahnpflege)
- Die Spülung des subglottischen Raums
- Die Umlagerung und Neufixierung des Tubus
- Die Lippenpflege.

Diese „komplette" Mundpflege wird auf den meisten Intensivstationen ca. zwei- bis dreimal am Tag durchgeführt. Zwischendurch wird lediglich das Sekret aus dem Mund-Rachenraum abgesaugt und die Mundhöhle gereinigt (ohne Zähneputzen). Diese „kleine" Mundpflege erfolgt auf den meisten Stationen etwa 2- bis 4-stündlich.

Vorbereitung

Die „komplette" Mundpflege ist am einfachsten durchzuführen, wenn der Patient auf dem Rücken mit erhöhtem Oberkörper liegt. Die „kleine" Mundpflege kann auch in Seitenlage vorgenommen werden.

- Insbesondere bei „kompletter" Mundpflege sollte die Maßnahme mit anderen Pflegemaßnahmen abgestimmt werden; Mundpflege z. B. nicht unmittelbar nach Verabreichung von Sondenkost durchführen, da Manipulationen am Tubus Würge- und Hustenreiz auslösen können und dadurch die Gefahr einer Regurgitation von Mageninhalt steigt
- Patienten informieren
- Materialien bereitlegen:
  - Einmalhandschuhe, evtl. saugfähige Unterlage
  - Mundpflegeutensilien, ggf. auch Zahnbürste des Patienten

- Material zum Absaugen des Mund-Rachenraums und zum endotrachealen Absaugen
- Material zum Entblocken und Neublocken des Cuff sowie zur Cuffdruckkontrolle: Einmalspritze oder (manueller) Cuffdruckmesser, Stethoskop
- Material zum Fixieren des Tubus
- Abwurf in Reichweite stellen.

Durchführung

- **Absaugen von Sekret aus Mund und Rachen** mit Einmalabsaugkatheter. Dabei den Patienten genau überwachen, da Manipulationen im Rachen einen Vagusreiz (mit dadurch bedingter Bradykardie) auslösen können
- **Inspektion der Mundhöhle** auf krankhafte Veränderungen: Mundschleimhaut, Zähne und Zahnfleisch – ggf. mit Hilfe einer Taschenlampe und eines Spatels
- **Reinigung der Mundhöhle.** Sie erfolgt meist mit einer Klemme, an deren Spitze mit Mundpflegelösung getränkte Kompressen befestigt sind. Alternativ können sich die Pflegenden die getränkten Kompressen um den Zeigefinger wickeln und damit die Mundhöhle reinigen. Dies ist für den Patienten meist angenehmer, birgt jedoch die Gefahr, dass der Patient der Pflegenden auf den Finger beißt
- **Zähne putzen:** Hat der Patient noch eigene Zähne und bestehen keine Kontraindikationen (vor allem massive Blutgerinnungsstörungen), putzen die Pflegenden dem Patienten die Zähne mit Zahnbürste und Zahnpasta und gehen dabei wie folgt vor:
    - Sicherstellen, dass der Cuff dicht geblockt ist
    - Auf eine weiche oder mittelharte (Einmal-)Zahnbürste wenig Zahnpasta auftragen. Zähne und Zahnfleischrand vorsichtig aber gründlich bürsten. Gegebenenfalls Kinderzahnbürste verwenden (kleiner Bürstenkopf, weiche Borsten). Hochwertige elektrische Zahnbürsten sind mit einer Anpresskontrolle ausgestattet, die einen zu festen Druck auf Zähne und Zahnfleisch vermeiden helfen

ACHTUNG
Die Anwendung von Zahncreme beim intubierten Patienten ist umstritten, da die Gefahr besteht, dass Zahncremereste im Rahmen von **Mikroaspirationen** in die Lunge gelangen. In manchen Kliniken wird daher bei intubierten Patienten grundsätzlich keine Zahnpasta verwendet.

- Zahnzwischenräume mit Zahnseide oder – bei breiten Zwischenräumen – mit Interdentalbürsten reinigen
- Mundhöhle spülen. Dazu Absaugkatheter in die Mundhöhle einlegen und während laufender Absaugung die Zahnreihen mit z. B. Aqua dest. (z. B. in 10 ml-Spritze aufgezogen) gründlich spülen, bis keine Zahnpastareste mehr sichtbar sind

- Mundschleimhaut reinigen und abschließend den subglottischen Raum absaugen *(siehe unten)*
- **Zunge reinigen.** Beläge auf der Zunge können am effektivsten mit Zungenreinigern entfernt werden
- Sekret, das sich im **subglottischen Raum** (Raum direkt oberhalb des Cuffs) ansammelt, stellt ein besonderes Problem dar, da die hier enthaltenen Krankheitskeime über Mikroaspirationen in das Tracheobronchialsystem gelangen können. Gleichzeitig ist das Sekret in diesem Bereich besonders schwer zugänglich. Zur Entfernung dieses Sekrets gibt es neben der einfachen Absaugung verschiedene Möglichkeiten:
  - **Nasen-Rachenraumspülung.** Dabei wird über einen dünnen, über die Nase in den oberen Rachenraum eingeführten Absaugkatheter spezielle Spüllösung in den Rachenraum eingebracht und über einen dickeren, oral eingeführten Absaugkatheter wieder abgesaugt. Dadurch wird auch der subglottische Raum gespült und das Sekret damit entfernt. Als Spüllösungen werden nur solche Flüssigkeiten verwendet, die bei eventueller Aspiration keine Lungenschädigung verursachen (z. B. Aqua dest.)
  - Außerdem existieren **spezielle Tuben** („Spültuben") mit Möglichkeit zur Spülung des subglottischen Raums
  - Unabhängig von der Art der Spülung muss der Patient abschließend **endotracheal abgesaugt** werden, um evtl. aspirierte Spüllösung umgehend wieder zu entfernen
- **Tubus umlagern.** Um durch den Tubus bedingte Druckschäden am Mundwinkel und in der Mundhöhle zu vermeiden, werden orale Tuben regelmäßig umgelagert (i. d. R. ein- bis dreimal täglich im Rahmen der „kompletten" Mundpflege). Meist wird der Tubus vom rechten in den linken Mundwinkel oder umgekehrt verlagert, selten wird er in der Mitte des Mundes fixiert. Dies ist für den Patienten meist unangenehmer und die Fixierung des Tubus ist hier schwieriger. Beim Umlagern von einem Mundwinkel in den anderen wie folgt vorgehen:
  - Material zum Fixieren des Tubus bereitlegen
  - Sekret aus dem Mund-Rachenraum absaugen (falls nicht bereits geschehen)
  - Einmalhandschuhe anziehen
  - Tubusfixierung lösen
  - Intubationstiefe kontrollieren (cm-Markierung am Tubus in Höhe der Zahnreihe)
  - Ggf. Pflasterreste etc. vorsichtig mit geeigneten Materialien entfernen, z. B. Waschbenzin
  - Äußeres Ende des Tubus mit einer Hand festhalten. Mit zwei Fingern der anderen Hand (Zeige- und Mittelfinger) den Tubus in der Mundhöhle schienen, vorsichtig über den Zungengrund hinweg in den gegenüberliegenden Mundwinkel schieben, ohne dabei

die Intubationstiefe zu verändern. **Vorsicht:** Zum Selbstschutz ggf. Beißschutz während der Maßnahme belassen
- Intubationstiefe kontrollieren (sollte der vorherigen entsprechen)
- Tubus neu fixieren
- Gegebenenfalls Beißschutz einlegen (z. B. industriell vorgefertigte Materialien, Guedeltubus oder Mullbinde). Dieser verhindert eine Einengung oder den kompletten Verschluss des Tubuslumens sowie Verletzungen der Zunge durch das Zusammenbeißen der Zähne
- Tubuslagekontrolle durchführen
- Cuffdruck kontrollieren, Dichtigkeit des Cuffs überprüfen und endotracheal absaugen
- **Lippenpflege.** Abschließend die Lippen auf evtl. Druckschädigungen durch den Tubus hin inspizieren und mit geeigneter Creme einfetten, z. B. Panthenolsalbe.

Merke

Zum Umlagern muss die Tubusfixierung komplett entfernt werden, d. h. es droht die **Gefahr einer versehentlichen Extubation,** insbesondere bei sehr unruhigen Patienten. Auf den meisten Intensivstationen ist es deshalb üblich, die Tubusumlagerung grundsätzlich zu zweit durchzuführen.

9.3.2 Nasenpflege bei nasaler Intubation

Bei **nasaler Intubation** sind besondere Pflegemaßnahmen an der Seite der Nase erforderlich, durch die der Tubus eingeführt ist. Die Nasenpflege bei nasaler Intubation wird in der Regel ein- bis zweimal täglich durchgeführt. Dabei wird wie folgt vorgegangen:
- Material bereitlegen: dünne Einmal-Absaugkatheter (z. B. Ch. 8), Einmalhandschuhe, mehrere dünne Watteträger, physiologische NaCl-Lösung, Nasensalbe, Material zum Fixieren des Tubus
- Patienten informieren
- Tubusfixierung lockern, sodass die Nasenöffnung gut einsehbar ist
- Sekrete um den Tubus herum vorsichtig mit dünnem Absaugkatheter entfernen
- Nasenschleimhaut mit Watteträger (mit physiologischer NaCl-Lösung getränkt) reinigen, dabei evtl. vorhandene Verkrustungen vorsichtig entfernen
- Nase auf Druckstellen hin inspizieren. Sind Druckstellen vorhanden: Arzt informieren
- Nasensalbe auf einen Watteträger aufbringen und rings um den Tubus auf die Nasenschleimhaut auftragen
- Gegebenenfalls Tubus polstern (z. B. mit Schaumstoff)
- Tubus neu fixieren.

> **ACHTUNG**
> **Vorsicht bei Gerinnungsstörungen!** Bei Patienten mit massiven Gerinnungsstörungen äußerst behutsam vorgehen, da auch kleine Verletzungen der sehr gut durchbluteten Nasenschleimhaut relativ starkes und lang anhaltendes Nasenbluten nach sich ziehen kann.

> **LESE- UND SURFTIPP**
> Schäfer, Sigrid; Kirsch, Frank; Scheuermann, Gottfried; Wagner, Rainer: Fachpflege Beatmung. 6. Auflage. Elsevier, Urban & Fischer. München 2011.

9.4 Hautkrankheiten

Der Zustand der Haut bestimmt im Wesentlichen den Eindruck, den Menschen in der Öffentlichkeit hinterlassen. Eine glatte und feste Haut wird allgemein als „jugendlich" und „gesund" wahrgenommen. Menschen mit **Hauterkrankungen** fühlen sich daher oft (auch psychisch) erheblich beeinträchtigt, auch wenn die meisten dieser Erkrankungen nicht lebensbedrohlich sind. Betroffene empfinden die typischen Veränderungen, wie sie etwa bei der Neurodermitis auftreten, als Belastung und Stigmatisierung. Dies rührt z. T. daher, dass Hauterkrankungen sich nur in den seltensten Fällen komplett verbergen lassen. Darüber hinaus besteht in der Gesellschaft die – meist unberechtigte – Befürchtung, alle Hautkrankheit sei ansteckend.

--- **Merke** ---

Die Beziehung zwischen Hautveränderungen und psychischem Befinden ist eng. Hautveränderungen können durch psychische Belastungen ausgelöst oder verschlimmert werden, umgekehrt können sie aber auch zur psychischen Belastung werden. Daher sind die psychische Betreuung und die Sorge um den Körper des Patienten gleich wichtig.

9.4.1 Baden und Duschen

- Duschen oder Baden zur Körperreinigung (evtl. unter Aussparung erkrankter Hautpartien) ist bei fast allen Hauterkrankungen möglich. Bei großflächigen Hauterkrankungen sollten Patienten auf langes, heißes und allzu häufiges Duschen oder Baden verzichten
- Bei der Auswahl der Körperreinigungs- und -pflegemittel müssen bestehende Allergien, z. B. auf Duft- oder Konservierungsstoffe, berücksichtigt werden. Zu empfehlen sind alkalifreie oder pH-neutrale Waschlotionen

- Die anschließende rückfettende Basistherapie ist ein essenzieller Bestandteil des therapeutischen Gesamtkonzepts, z. B. bei der Behandlung chronisch ekzematöser Erkrankungen
- Die äußeren Therapieanwendungen obliegen meist den Pflegenden. Das geeignete *Externum* (Arzneimittel zur äußerlichen Anwendung) und die Häufigkeit der Anwendungen legt der Arzt fest. Die häufigsten Anwendungsformen von Lokaltherapeutika sind:
  - Auftragen eines Präparats (z. B. Creme, Salbe, Schüttelmixtur)
  - Anlegen eines Verbands zum Abdecken des behandelten Hautareals
  - Anlegen eines feuchten Umschlags
  - Voll- oder Teilbad mit entsprechenden Zusätzen (▶ 4.3.6)
- Die Unterstützung des Patienten bei der korrekten Durchführung ist für den Therapieerfolg mitentscheidend
- Viele Patienten zeigen großes Interesse an Hautpflegeprodukten. Wenn dies nicht der Fall ist, informieren Pflegende entsprechend und leiten zur Verwendung der Präparate an.

Intertrigoprophylaxe, ▶ 8.2

9.4.2 Kleiden

Menschen mit Hauterkrankungen sollten auf luftundurchlässige, synthetische sowie aus Wolle gefertigte Kleidung verzichten. Zu empfehlen ist lockere Baumwollkleidung.

Ein häufiger Wäschewechsel kann gerade bei stark schuppenden oder nässenden Hauterkrankungen zum Wohlbefinden des Patienten beitragen. Bei infektiösen Hauterkrankungen beugt er zudem Selbst- und Fremdinfektionen vor.

ACHTUNG

Patienten mit ansteckenden Hauterkrankungen (Viren, Bakterien, Parasiten) sowie mit infizierten, offenen Wunden sind Keimträger. Daher sind bei der Pflege alle erforderlichen Hygienemaßnahmen und ganz besonders eine korrekte Händehygiene (▶ 3.2) unumgänglich, damit die Keime nicht auf andere Patienten übertragen werden. Bei Patienten mit infektiösen Hauterkrankungen ist bei der Durchführung von Pflegemaßnahmen (abhängig von den jeweiligen Übertragungswegen) ein Schutzkittel zu tragen (hausinterne Standards sind zu beachten).

Merke

Die nicht mehr intakte Haut verliert weitgehend ihre Funktion als Barriere gegen Krankheitserreger, denen schon kleinste Defekte als Eintrittspforte genügen. Um **Superinfektionen** zu vermeiden, sind folgende hygienische Maßnahmen erforderlich:

- Zum Fremd- und Selbstschutz ist das Sauberhalten und Desinfizieren der Hände sowie das Tragen von Einmalhandschuhen bei Patientenkontakt oder Kontakt mit kontaminiertem Material oberstes Gebot
- Weder Patient noch Pflegende dürfen die Krankheitsherde unnötig berühren.

LESE- UND SURFTIPP

Raab, Wolfgang: Hautfibel: Dermatologische Pflege kompakt. 4. Auflage. Govi Verlag, Eschborn 2010.

10 Kleiden

Die **Kleidung** schützt den Körper vor Kälte und Nässe, vor Sonnenstrahlen und Austrocknung der Haut. Außerdem kommt sie dem Schamgefühl entgegen, indem sie verhüllt, was der Mensch zu verhüllen wünscht. Damit ist noch eine andere als die gesunderhaltende Funktion von Körperpflege und Bekleidung angedeutet: sie sind Mittel der nonverbalen Kommunikation. Der Mensch macht mit seinem äußeren Erscheinungsbild Aussagen über seine innere Einstellung, seine Gruppenzugehörigkeit, seinen Sozialstatus und sein Modebewusstsein. Das äußere Erscheinungsbild hat insofern Signalcharakter.

Schon beim ersten Kontakt zwischen zwei Menschen entsteht durch das äußere Erscheinungsbild **Sympathie** oder **Antipathie.** Ein ungepflegter oder verwahrloster Mensch kann bei einem gepflegten Menschen zunächst das Bedürfnis auslösen, wegzusehen und nicht näher mit ihm in Kontakt zu treten. Im Gegensatz dazu vermitteln ein gepflegtes Erscheinungsbild und die dadurch entstehende positive Ausstrahlung eher das Gefühl der Sympathie.

Weiterhin führen Erziehung, Umwelt, Alter, Kultur, Mode und Tradition dazu, dass von bestimmten Altersgruppen zu bestimmten Zeiten spezifische Kleidungsstücke getragen werden. Kleidung kann auch ein Statussymbol sein, wie das Sprichwort „Kleider machen Leute" verdeutlicht.

Kleidung informiert über:
- **Stimmungen.** „Ich trage keine bunte Bluse, wenn mir nicht danach ist" oder schwarze Kleidung bei Trauer
- **Beruf.** Berufstypische Kleidung, z. B. bei Schornsteinfegern, Bäckern, Krankenhauspersonal
- **Status.** Markenkleidung kann etwas über den sozialen Status eines Menschen aussagen
- **Religionszugehörigkeit.** Verschleiertes Gesicht muslimischer Frauen, Kopfbedeckung orthodoxer Juden.

Merke

Auch **seelische Krisen,** z. B. Verzweiflung oder Trauer, und psychiatrische Erkrankungen, z. B. Depression oder Demenz, verursachen eine Gleichgültigkeit gegenüber dem eigenen Erscheinungsbild. Dann ist es besonders wichtig, darauf zu achten, dass sich der Pflegebedürftige pflegt und hübsch kleidet. Denn so, wie sich das innere Befinden im äußeren Erscheinungsbild spiegelt, so wirkt sich auch ein angenehmes Äußeres positiv auf das innere Wohlbefinden aus.

Auch im Krankenhaus kann sich der Patient seine Kleidung selbst wählen, sei es Nachthemd, Schlafanzug, Unterwäsche, Jogginganzug oder Alltagskleidung. Es ist wenig sinnvoll, bettlägerigen Patienten routinemäßig Krankenhaushemden *(offene Patientenhemden)* anzuziehen. Angebracht sind sie jedoch:
- Bei pflegeintensiven Patienten
- Präoperativ (unmittelbar vor der Operation)
- Vor Untersuchungen (z. B. Laparoskopie)
- Bei akut eingelieferten Patienten, denen Angehörige noch keine Kleidung bringen konnten.

Der Vorteil von offenen **Patientenhemden** besteht darin, dass sie sich problemlos und rasch wechseln lassen. Außerdem liegen schwer kranke Patienten auf weniger Falten, da die Hemden den Rücken frei lassen. Nachteil der Krankenhaushemden ist, dass sich die Patienten nicht vollständig bekleidet fühlen und dieses Kleidungsstück ihr subjektives Krankheitsgefühl zusätzlich verstärken kann. Der Patient fühlt sich meist gleich „gesünder", wenn er z. B. nach einer Operation das Hemd gegen seine eigene Kleidung tauschen kann.

Pflegende achten darauf, dass auch bettlägerige und pflegebedürftige Patienten eine Unterhose tragen. Diese trägt ganz wesentlich zur Wahrung der Intimsphäre bei. Alternativ bieten sie eine Netzhose mit eingelegter Einlage an.

Merke

Offene Nachthemden sind am Rücken offen und nur mit einer Schleife oder einem Knopf zu schließen. Sie sollten nur in Ausnahmefällen genutzt werden. Zum einen, weil beim Tragen die Intimsphäre des Patienten (▶ 1.1) nicht ausreichend gewahrt wird und zum anderen, weil der Pflegebedürftige beginnen kann, sich darin erst so „richtig krank" zu fühlen und insbesondere alte Menschen den Eindruck gewinnen könnten, ein „Sterbehemd" zu tragen.

10.1 Hilfe beim An- und Ausziehen

Pflegestandard „An- und Auskleiden", ▶ 5.4

Da saubere Kleidung der Gesundheitsvorsorge dient und das subjektive Wohlbefinden fördert, unterstützen Pflegende die Patienten dabei, ihre **Kleidung** regelmäßig zu wechseln. Es ist möglich, dass der Pflegebedürftige lediglich bei der Kontrolle des äußeren Erscheinungsbilds, bei kleineren Verrichtungen Unterstützung benötigt (z. B. Knöpfe öffnen und schließen oder An- und Auskleiden des Unterkörpers). Mitunter ist auch eine vollständige Übernahme des An- und Auskleidens durch Pflegende erforderlich.

Bei vielen **Krankheiten oder Behinderungen** ist der Patient auf Unterstützung durch die Pflegenden angewiesen, z. B.:

- Störungen der Feinmotorik hindern daran, eine Schleife an Schuhen zu binden oder Knöpfe zu öffnen oder zu schließen
- Lähmungen, starkes Zittern, geistige Störungen, Sehstörungen behindern oder verhindern das selbstständige An- und Ausziehen
- Gipsbehandlungen, venöse Zugänge, Drainagen oder Katheter usw. erschweren den Kleidungswechsel
- Verlust der Steh- und Gehfähigkeit. Das An- und Auskleiden kann nicht mehr selbstständig, sondern nur mit Unterstützung durchgeführt werden
- Ausgeprägte Sehstörungen, sodass Betroffene nicht überprüfen können, ob das äußere Erscheinungsbild gepflegt und angemessen ist.

Beim An- und Ausziehen berücksichtigt die Pflegende die individuelle Bewegungsfähigkeit und Erkrankung des Patienten. Bei Kindern sind zudem der Entwicklungsstand und ihre Fähigkeiten, sich selbst an- und auszuziehen, bedeutsam. Ziel ist es, die Selbstständigkeit und individuellen Ressourcen des Menschen zu fördern und dabei seine Sicherheit zu gewährleisten (z. B. bei laufender Infusion).

Das An- und Ausziehen wird erleichtert durch:
- Weite Kleidung
- Einsatz von Klettverschlüssen statt Knöpfen
- Verwendung von Schuhwerk mit Reiß- bzw. Klettverschlüssen anstelle von Schnürsenkeln.

Merke

Für manche Patienten ist es hilfreich, wenn Angehörige **Kleidungsstücke ändern.** Beispielsweise können Menschen mit einem Unterschenkelgips ihre gewöhnliche Hose nicht tragen. Trennt man aber die seitlichen Hosennähte auf, ist die Hose weit genug. Mit beidseitig angebrachten Bändern wird die Hose verschlossen. Bänder oder Druckknöpfe können auch an Unterwäsche und Nachthemden angebracht werden.

Auch durch die **ärztliche Diagnostik und Therapie** können, vorübergehend oder auch dauerhaft, Selbstversorgungsdefizite beim Kleiden entstehen. Oft liegen medizinische Diagnosen, Therapien und **Symptome** vor, die beim An- und Auskleiden hinderlich sein können, z. B. Frakturen, Lähmungen, Bettruhe, Ruhigstellung, Herzinsuffizienz, Immobilität, Sehstörungen, Inkontinenz, Demenz oder Depression. Auch Gipsbehandlungen, venöse Zugänge, Drainagen oder Katheter (insbesondere Blasenverweilkatheter) usw. erschweren den Kleidungswechsel.

Folgende Fragen stellen sie dem Pflegebedürftigen oder der Angehörigen (**Ressourcen und Probleme**):
- Können Sie sich selbstständig an- und auskleiden? Wenn nein, wobei brauchen Sie Unterstützung?
- Besitzen Sie Hilfsmittel bzw. Prothesen? Wenn ja, welche? Benötigen Sie Hilfe bei deren Verwendung?

- Welche Kleidung tragen Sie bevorzugt? Wie häufig wechseln sie gewöhnlich Ihre Kleidung?
- Tragen Sie besondere Kleidungsstücke, z. B. Korsett, Kompressionsstrümpfe, oder haben Sie Schmuck oder andere Accessoires, welche Sie bevorzugt tragen?
- Verwenden Sie Hilfsmittel beim An- und Auskleiden? Wenn ja, welche?
- Haben Sie zurzeit Wünsche bezüglich der Bekleidung, die von Ihren sonstigen Gewohnheiten abweichen?

Merke

Einzuschätzen, ob ein Pflegebedürftiger sich angemessen kleidet, bedarf einer mehrtägigen, diskreten **Patientenbeobachtung.** Dabei ist Fingerspitzengefühl gefragt. Einem Patienten die Jacke aufzuknöpfen und zu fragen: „Na, haben wir wieder seit drei Tagen dasselbe Hemd an?" zeugt von wenig Einfühlungsvermögen und ist verletzend. Wenn ein Pflegebedürftiger auf derart unsensible Weise auf seinen Unabhängigkeitsverlust aufmerksam gemacht wird, reagiert er häufig mit Trauer, Verzweiflung, depressiven Verstimmungen, Wut und Aggressionen.

Besonders zu beobachten sind Pflegebedürftige
- Die verwirrt sind und an Orientierungs-, Merkfähigkeits- und Denkstörungen leiden, z. B. Demente
- Die depressiv sind
- Mit eingeschränkter Beweglichkeit, z. B. durch Gelenkveränderungen bei Arthritis oder durch Schmerzen sowie bei feinmotorischen Störungen, z. B. bei Morbus Parkinson
- Mit Sehstörungen
- Mit Harn- oder Stuhlinkontinenz.

Tab. 10.1 Ausmaß des Selbstversorgungsdefizits beim An- und Auskleiden.

Grad	Pflegebedarf
0: selbstständig	Benötigt • keine Hilfe
1: teilweise selbstständig	Benötigt • 1.1: Hilfsmittel oder mehr Zeit • 1.2: Information, Beratung, Motivation
2: teilweise unselbstständig	Benötigt • 2.1: Anleitung, Beaufsichtigung oder teilweise Übernahme durch eine Person außerhalb des Bettes • 2.2: Anleitung, Beaufsichtigung oder teilweise Übernahme durch eine Person im Bett

Tab. 10.1 Ausmaß des Selbstversorgungsdefizits beim An- und Auskleiden. *(Forts.)*

Grad	Pflegebedarf
3: unselbstständig	Benötigt • 3.1: Vollständige Übernahme durch eine Person außerhalb des Bettes • 3.2: Vollständige Übernahme durch eine Person im Bett

---
Merke

Das **Selbstversorgungsdefizit** beim An- und Auskleiden tritt insbesondere bei alten Menschen häufig auf. Es kann jedoch teilweise durch technische Hilfen und behindertengerechte Kleidung kompensiert werden. Dazu ist eine gezielte Anleitung zur Nutzung aller Hilfen notwendig, damit der Pflegebedürftige ein gewisses Maß an Selbstständigkeit behält bzw. wiedererlangt.

10.2 Unterstützung eines immobilen Patienten beim An- und Ausziehen

Nachfolgende Prinzipien erleichtern das Aus- und Anziehen eines immobilen Patienten:
- Zuerst alle vorhandenen Verschlüsse wie Reißverschlüsse, Knöpfe usw. öffnen, um den erkrankten Körperteil möglichst nicht zu berühren
- Das Öffnen der Verschlüsse dem Patienten nicht vorschnell abnehmen, sondern ihm zum Trainieren der Feinmotorik Zeit geben
- Den Patienten zum An- und Ausziehen von Oberbekleidung nach Möglichkeit eine aufrechte Position einnehmen lassen
- Bei Patienten mit „einseitigen" Erkrankungen, Gipsverband oder Infusionen beim Ausziehen an der „gesunden" Seite beginnen, beim Anziehen an der erkrankten bzw. betroffenen Seite
- Bei vorne zu öffnenden Kleidungsstücken: Zuerst einen Arm aus dem Ärmel ziehen, dann das Kleidungsstück hinter dem Rücken durchschieben und über den zweiten Arm ausziehen
- Bei Kleidungsstücken, die über den Kopf ausgezogen werden: Oberteil so weit wie möglich in Richtung Kopf schieben; Patienten bitten, Kopf und Brust zu beugen; Oberteil über den Kopf ziehen und dann über die Arme abstreifen
- Zum Ausziehen der Hose Patienten bitten, das Becken ein kleines Stück anzuheben, um die Hose unter dem Gesäß durchzuziehen; das Anziehen der Hose geschieht genauso

- Kann der Patient das Becken nicht anheben, geschieht das Aus- und Anziehen der Hose durch Drehen auf die eine und dann die andere Seite
- Bei Kindern Hals- und Ärmelöffnung vor dem Anziehen mit der eigenen Hand weiten und aufrollen
- Nie an den Fingern oder Zehen ziehen, sondern am distalen Unterarm oder Unterschenkel anfassen; alternativ umfasst die Pflegekraft die ganze Hand des Patienten
- Falten in der Kleidung glatt streichen, um Druck auf die Haut zu vermeiden.

10.3 Technische Hilfsmittel

Bei einigen Behinderungen und Erkrankungen, z. B. Gelenkversteifungen, Rheuma, Halbseitenlähmung oder Morbus Parkinson, können **technische Hilfsmittel** das An- und Auskleiden erleichtern, z. B.:
- Anziehhilfen für Strümpfe, Socken und Strumpfhosen
- Extra lange Schuhlöffel zum Anziehen der Schuhe
- Greifzange zum Erreichen von Gegenständen, z. B. Brille, Schuhe
- Knöpfhilfe zum Verschließen der Knöpfe (▶ Abb. 10.1).

Behindertengerechte Kleidung ist eine spezielle Kleidung, die dem Geschmack des Pflegebedürftigen entspricht, darüber hinaus jedoch seine besonderen Einschränkungen berücksichtigt. Das selbstständige An- und Auskleiden wird durch kleine Veränderungen im Schnitt, der Nahtführung oder an den Verschlüssen ermöglicht. Außerdem gibt es Lösungen für spezielle Probleme, z. B. wenn die Kleidung ein Stoma, ein Ernährungs- oder Harnableitungssystem kaschieren soll.

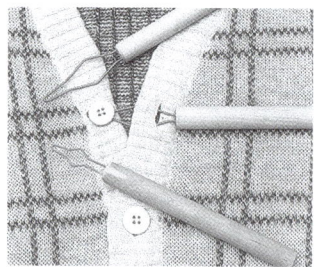

Abb. 10.1 Knöpfhilfe. [V121]

LESE- UND SURFTIPP
Es gibt eine große Anzahl von Herstellern, die sich auf Kleidung für Rollstuhlfahrer (www.renato.de, www.rollimoden.de) bzw. Menschen mit einem Handicap (www.schuermann-rehamode.de) oder speziell Kinder (www.inpetto-reha.de) spezialisiert haben. Diese Angebote zeigen, dass behindertengerechte Bekleidung nicht langweilig sein muss. Weisen Sie Patienten und Angehörige auf diese Anbieter hin.

Literaturnachweis

1. Huch, Renate (Hrsg.); Jürgens, Klaus D. (Hrsg.): Mensch Körper Krankheit, 6. Auflage, Elsevier Verlag, München 2011. (Kapitel 2.1.2 bis 2.2.3)
2. Pflege heute, 5. Auflage, Elsevier Verlag, München 2011. (Kapitel 2 bis 2.1.1 und 2.3, Kapitel 4, 8, 10, 12.5.1.4)
3. Völkel, Ingrid; Ehmann, Marlies: Spezielle Pflegeplanung in der Altenpflege, 4. Auflage, Elsevier Verlag, München 2010. (Kapitel 5)
4. Nydahl, Peter (Hrsg.); Bartoszek, Gabriele (Hrsg.): Basale Stimulation. Neue Wege in der Pflege Schwerstkranker, 6. Auflage, Elsevier Verlag, München 2012. (Kapitel 6)
5. Dammshäuser, Birgit: Bobath-Konzept in der Pflege, 2. Auflage, Elsevier Verlag, München 2012. (Kapitel 7)

Register

A
Aciclovir 83
AEDL-Strukturmodell 101
Affolter-Konzept, *Siehe Therapeutisches Führen nach Affolter*
Aktivitäten und existenzielle Erfahrungen des Lebens 101
Alopezie 16
Alter, Haut 21
Ampho-Moronal®-Suspension 81
Antidekubitusmatratze 149
An- und Auskleiden, Pflegestandard 112
Anziehen 172
Aphthen 72
Arbeitskleidung 31
Armbad 59
Arnika, Badezusatz 60
Aspiration, bei Mundpflege 86
Aspirationsgefahr 74
Aszites 24
Atelektasenprophylaxe 153
Atemgymnastik 154
Atemübungen 154
Auflagen 94
Augenpflege 61
Auskleiden, Pflegestandard 112
Ausziehen 172

B
Baden 54, 109
– Säugling 58
Badezimmer, Einrichtung 55
Badezusätze 58, 60
Bartpflege 60
Basale Stimulation® 117
– Waschreihenfolge 120
Basale Stimulation® nach Bienstein und Fröhlich 104
Basalzellschicht 9
Basilikum, Badezusatz 60
Bauch, Wassersucht 24
Bauchauflage 97
Beatmung 163
Bedürfnisse, individuelle 43
Bepanthen®, Mundpflege 83
Bettduschsystem 54
Beugestellung 157
Bewegungsmöglichkeit, aktive 130
Bewegungsübergänge, Mundpflege 134
Blässe 11, 22
Bobath-Konzept, Körperpflege 129
Borken, Zunge 88
Brackets 75
Braden-Skala 141, 142
Brustdrüse, weibliche 17

C
Candidose
– Mund 72
– Prophylaxe 89
Cerumen 63
Ceruminalpfropf 63
Creme, Dekubitusprophylaxe 150
Cuticula 18

D
Dehydratation 23
Dekubitus 137
– Braden-Skala 141, 142
– Entstehung 137
– Lokalisation 141
– Norton-Skala 146
– Risikoeinschätzung 141
– Schweregrade 146
Dekubitusprophylaxe 137
– Bewegungsförderung 148
– Desinfektionsmittel 151
– Ernährung 150
– Expertenstandard 137
– Fingertest 151
– Hautbeobachtung 151
– Hautpflege 150
– Hilfsmittel 149
– Lagerung 149
– Maßnahmen 148
– Schulung (Patienten/Angehörige) 152
Dendritische Zellen 10
Dentaswab®-Tupfer 73
Dermis 12
Desinfektion 33
– chemische 34
– chemothermische 34
– fortlaufende 34
– Medizinprodukt 35
– physikalische 34
– thermische 34
Desorientierung, An- und Auskleiden 112
Dexpanthenol, Mundpflege 83
Dritte Zähne 75
Druckgeschwür 137
Drüse
– Schweiß- 17
– Talg- 16
Duftdrüsen 17
Duschen 52
– im Bett 54

E
Einfühlungsvermögen 2
Eiweißfehler 35
Ekzem, intertriginöses 152
Epidermis 9
EPUAP 146
Ergebnisqualität 99
Erscheinungsbild, äußeres 1

Eukalyptus, Badezusatz 60
Eukalyptusöl 96
European Pressure Ulcer Advisory Panel 146
Expertenstandard
– Dekubitusprophylaxe 137
– nationaler 101

F
Fazialisparese 134
Felderhaut 8
Fichtennadeln, Badezusatz 60
Fingernägel 18, 68
Fingertest, Dekubitusprophylaxe 151
Flächendesinfektion 35
Flächenreinigung 34
Franzbranntwein, Dekubitusprophylaxe 151
Fußbad 60

G
Gänsehaut 15
Ganzkörperwaschung
– basal stimulierende 123
– begleitende 125
– belebende 122
– beruhigende 121
– entfaltende 123
– geführte 125
– Hemiplegie 123
– im Bett 45
– neurophysiologische 123
– symmetrische 122
– unterstützende 125
Ganzwaschung, Pflegestandard 102
Geflechtschicht 12
Gelbfärbung, Haut 11
Gerinnungsstörungen 168
Gesprächsbereitschaft 43
Gewebetoleranz 140
Gingivitis 73
Glandomed® 79
Glandosane® 82
Glatze 16

H
Haarausfall 16
Haare 13
Haarfarbe 16
Haarpflege 64
– bei Milchschorf 68
Haarwäsche, im Bett 65
Halbseitenlähmung, An- und Auskleiden 113
Handbad 59
Händedesinfektion 29, 35
– Durchführung 30
Händehygiene 28
Händereinigung 28
Handpflege 28
Handschuharten 32

Register

Handschuhe, sterile 32
Haushaltshandschuhe 32
Haut 7, 37
– Alter 21
– Anhangsgebilde 13
– Aufbau 8
– Beobachtung 20, 151
– Drüsen 16
– Farbe 10, 22
– Farbveränderungen 11
– Funktionen 8
– Hautkrankheiten 7
– Pflege 150
– Schichten 9
– seborrhoische 21
– trockene 21
– Typ 21, 39
Hauterkrankungen, Kleiden 169
Hautfarbe 10
Hautirritation, berufsbedingte 29
Hautkrankheiten 7, 168
Hautoberfläche 25
Hautreinigung, Grundprinzipien 41
Hauttemperatur 24
Hautturgor 23
Haut- und Körperpflege, Grundlagen 37
Hautveränderungen 40
Hemiplegie, An- und Auskleiden 113
Herpes labialis 72
Heublumen, Badezusatz 60
Hexoral® 80
Himbeerzunge 72
Hornschicht 10
Hydro-Lipid-Film 37, 42
Hygiene 37
– Definition 27
– Ganzkörperwaschung 47
– Händedesinfektion 29
– Mund 70
Hyperämie 22
Hyperpigmentierung 22
Hypoämie 22
Hypothyreose 14

I

Ikterus 11, 22
Infektionsentstehung 27
Injektion
– intradermale 13
– subkutane 13
Interdentalzahnbürste 74
Intertrigoprophylaxe 152
Intimpflege 49
Intimsphäre 2
– Kind 4
Intrakutane Injektionen 13
Intubation
– nasale, Nasenpflege 167
– orale, Tubus umlagern 166

J

Jasmin, Badezusatz 60
Johanniskraut, Öl 96

K

Kamille
– Badezusatz 60
– Mundpflege 77
– Wickel und Kompressen 98
Kampfer, Badezusatz 60
Karies 73
Kaugummi, Mundpflege 77
Keimreduktion 33
Kind
– Haut 21
– Milchschorf 68
– Mundpflege 86
– Wickel und Kompressen 97
– Zahnpflege 75
Kleiden 171
– Hauterkrankungen 169
– immobile Patienten 175
– Technische Hilfsmittel 176
Kleidung 171
– behindertengerechte 176
Kleie, Badezusatz 60
Kohlensäure, Badezusatz 60
Kommunikation
– Erscheinungsbild, äußeres 171
Kommunikationsprobleme 4
Kontrakturenprophylaxe 156
– Spitzfußprophylaxe 158
Korium 12
Korneozyten 10
Körnerschicht 10
Körperpflege
– Baden 54
– Basale Stimulation® 117
– Beatmung 163
– Bobath-Konzept 129
– Duschen im Bett 54
– Duschen 52
– Einflussfaktoren 37
– Ganzkörperwaschung im Bett 45
– Ganzwaschung 102
– Grundprinzipien 42
– Hauterkrankungen 168
– Intimpflege 49
– Methoden 45
– Reinigungsbad 110
– Seitenlage 132
– Selbstpflegedefizit 40
– Sitz, stabiler 131
– Teilwaschung 105
– Unterstützung am Waschbecken 51
– Unterstützung im Bett 51
– Wachkoma 163
– Wahn 161
– Zeitpunkt 43
– Zwangsstörungen 159
Kreislaufkollaps 112
Kultur 4
– muslimische Patienten 5
Kultursensibel pflegen 5
Kutschersitz 154

L

Lackzunge 72
Lagerung
– Dekubitusprophylaxe 149
– Hilfsmittel 157
– Kontrakturenprophylaxe 157
– Richtlinien 157
– Superweich 149
– weich 149
Lagerungen, atemunterstützende 154
Langerhans-Zellen, *Siehe* Dendritische Zellen
Langhaare 14
Lavasept® 80
Lavendel
– Badezusatz 60
– Öl 96
Lederhaut 12
Leinsamen, Wickel und Kompressen 98
Leistenhaut 8
Lemonsticks 82
Lidocain 81
Lippen 70
– trockene 87
Lippenpflegestift 83
Listerine® 78
Löffelnägel 19
Lunge, Ödem 24
Lymphödem 24

M

Makrostandard 99
Maniküre 69
Matrix 15
Medizinprodukt, Desinfektion 35
Meissner-Tastkörperchen 12
Melanin 10
Melanom 23
Melanozyten 10
Melisse
– Badezusatz 60
– Öl 96
Merkel-Tastscheiben 9
Mikrostandard 99
Milchschorf 68
Mischhaut 21
Mukositis 71
– WHO-Einteilung 84
Mund
– Schleimhautbeläge 87
– Schmerzen und Brennen 88
– trockener 87
Munddusche 76
Mundflora, physiologische 71
Mundgeruch 71
Mundhöhle, Erkrankungen 71
Mundhygiene 70
Mundpflege 70, 134
– allgemeine 73
– desinfizierende Lösungen 77
– Materialien 85
– orale Intubation 164
– Patientenberatung 85
– Pflegemittel 73

– Produkte 79
– spezielle 84
Mundpflegelösung, alkoholhaltige 86
Mundschleimhaut 70
– Läsionen 88
– Veränderungen 71
Mundsoor 72
Mundspüllösung 74
Mundspülung 76
Mundwasser 78
Musculus (-i), arrector pili 15
Muttermal 23
Myrrhe, Mundpflege 77
Myxödem 24

N
Nachthemd, offenes 172
Naevus 23
Nägel 18, 68
– Beobachtung 68
– Pflege 68
– Prophylaxe 69
Nagelhäutchen 18
Nagelveränderungen 19
Nase, Pflege 63
Nasen-Rachenspülung 166
Nassrasur 61
Nationale Expertenstandards 100
Nekrose, Dekubitus 147
Norton-Skala 146
Notfall, Standard 100
Nystatin 81

O
OAG 84
Oberhaut 9
Octenisept® 80
Ödem 23
– hepatogenes 24
– kachektisches 24
– kardiales 24
– renales 24
Ohr
– Pflege 63
– Schmalz 17, 63
Öl-in-Wasser-Produkte 29
Öl
– ätherisches 96
– Dekubitusprophylaxe 151
– Kompressen 97
OMAS 84
Oral Assessment Guide 84
Oral Mucositis Assessment Scale 84
Orangenblüten, Badezusatz 60
Organisationsstandard 100, 101

P
Pagavit® 82
Papillarschicht 12
Parodontitis 73
Parodontose 73
Parotitisprophylaxe 89, 90
Patientenhemd 172

Pfefferminze
– Badezusatz 60
– Mundpflege 77
– Öl 96
Pflegebedarf, Ausmaß 40
Pflege, geschlechtsspezifische 3
Pflegemittel, Mundpflege 73
Pflegestandard
– handlungsorientierter 99
– Intimpflege 107
Pflegeutensilien, Aufbereitung 33
Phimose 50
Physiologische Mittelstellung 156
Piercing 28
Pigmentveränderungen 22
Pigmentzellen 10
Pili 13
Plaque 73
Platten, Mundraum 75
Pneumonieprophylaxe 153
Polyhexanid 80
Positionierungshilfsmittel 158
Problemlösungsstandard 100, 101
Prophylaxe
– Kontrakturen 155
– Nägel 69
– Parotitis 89, 90
– Soor 89
– Spitzfuß 158
Proteinurie 24
Prothese, Zähne 75
Prozessqualität 99
Psyche
– Erscheinungsbild, äußeres 1, 159, 171

Q
Quarkauflage 97

R
Rasur 60
Raumdesinfektion 34
Reinigung 33
Reinigungsbad, Pflegestandard 109
Rhagaden 72, 87
Rosmarin, Badezusatz 60
Rötung
– Haut 11, 22
– Zunge 72
Rumpfstabilität 132

S
Salbe, Dekubitusprophylaxe 150
Salbei
– Badezusatz 60
– Mundpflege 77
Säugling
– Baden 58
– Milchschorf 68
– Mundpflege 86
– Nagelpflege 70
Säureschutzmantel 17
Schalentemperatur 24

Scham 2
– Pflegende 4
– Schamgefühl 2
– Tabuzonen 3
Scherkräfte, Dekubitus 138
Schluckstörungen 134
Schlussdesinfektion 34
Schmerzen, Mund 88
Schmuck 28
Schmutzwäsche 35
Schutzhandschuhe 32
Schutzkleidung, Schürzen 31
Schwefel, Badezusatz 60
Schweiß 17
Seife 42
Sekretlösende Maßnahmen 154
Sich als Frau oder Mann fühlen und verhalten, Pflegestandards 102
Sich waschen, kleiden und pflegen, Pflegestandards 102
Sitzbad 59
Sklerenikterus 11
Soorprophylaxe 89
Speichel
– künstlicher 82
– Produktion, verminderte 87
– zäher 88
Spiegelabdruck der Haut 39
Spiegel der Seele, Siehe Haut
Spitzfußprophylaxe, Kontrakturenprophylaxe 158
Stachelzellschicht 9
Sterilisation 33
Stimulation
– orale, Anbahnung 127
Stomatitis 71
Stozzon® Chlorophyll-Dragees 78
Stratum
– basale 9
– corneum 10
– granulosum 10
– lucidum 10
– papillare 12
– reticulare 12
– spinosum 9
Streckstellung 157
Striae gravidarum 12
Strukturqualität 99
Subkutane Injektion 13
Subkutis 7
Superweichlagerung 157
Syndets 42

T
Taktil-kinästhetische Wahrnehmung, Siehe Therapeutisches Führen nach Affolter
Talgdrüsen 16
Teilwäsche 51
Teilwaschung, Pflegestandard 105
Teilwaschung im Bett 51
Terminalhaare 14
Therapeutisches Führen nach Affolter 91

Thymian
- Badezusatz 60
- Öl 96
Toilette, kleine 107
Trockenrasur 61
Tubus, Umlagern 166

U
Uhrglasnägel 19
Unterhaut 12
Urämie 22

V
Vater-Pacini-Lamellenkörperchen 12
Verfolgungswahn 162
Verwirrtheit, An- und Auskleiden 112
Vitiligo 22
Vollbad 54, 58

W
Wachkoma 163
Wacholder, Badezusatz 60
Wahn 161
Wärmflasche 96
Waschbecken, Waschen am 108
Waschung, fördernde 119
Waschwasser stellen, *Siehe* Teilwaschung im Bett
Wasser-in-Öl-Produkte 29
Wechselfußbad 60
Weichlagerung 149
Wickel 94
Windeldermatitis 152
Wollhaare 14

Z
Zahnbelag 73
Zahnbürste 73
Zähne, Veränderungen 73
Zähneputzen 74, 134
Zahnfleisch
- Entzündung 73
- Läsionen 88
- Veränderungen 73
Zahnpasta 74
Zahnpflege 74
Zahnprothese, Reinigung 75
Zahnseide 74
Zahnstein 73
Zehennägel 68
Zerumen 17
Zeruminalpfropf 17
Zitrone, Wickel und Kompressen 98
Zunge 70
- Borken 88
- Läsionen 88
- Veränderungen 72
Zungenbürste 73
Zwangsstörungen, Körperpflege 159
Zwiebel, Wickel und Kompressen 98
Zyanose 11, 22